MANUEL

DES EAUX MINÉRALES

DE CHARBONNIÈRES.

Les Observateurs ont eu raison d'avancer que les eaux minérales ne pouvaient être convenablement jugées que d'après les
nombreux résultats de l'expérience clinique.

ALIBERT. *Précis historique sur les Eaux minérales.* 1826.

LYON.

IMPRIMERIE DE LOUIS PERRIN,

GRANDE RUE MERCIÈRE, N° 49.

MANUEL

DES

Eaux Minérales

de Charbonnières,

Par L. B. Finaz, d. m. P.,

MÉDECIN INSPECTEUR DESDITES EAUX,
MEMBRE CORRESPONDANT DE LA SOCIÉTÉ DE MÉDECINE
DE LYON.

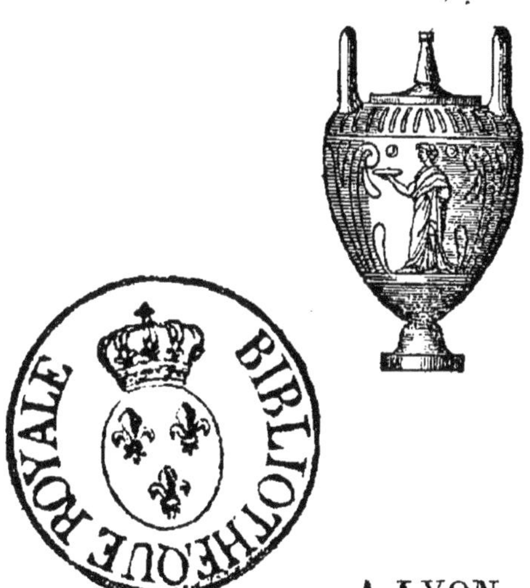

A LYON,

CHEZ MILON, LIBRAIRE, QUAI VILLEROI.

A CHARBONNIÈRES, AVENUE DES EAUX.

1828.

INTRODUCTION.

Le petit ouvrage qu'on va lire, fut présenté
l'année passée à la Société de Médecine de Lyon,
qui nomma une commission pour l'examiner et
lui en rendre compte. Sur le rapport infiniment
flatteur de cette commission, composée de quatre médecins d'un mérite généralement reconnu
et d'un pharmacien recommandable (1), la Société
de Médecine fit l'accueil le plus favorable à mon
travail. Dans le courant de l'année qui vient de
s'écouler (1827), j'ai recueilli de nouvelles observations. Une expérience plus longue et plus at-
tentive m'a mis à même de rectifier ce que cet
ouvrage pouvait avoir de défectueux lorsque je le
présentai à la Société de Médecine. J'espère qu'il
est maintenant digne d'être présenté aux malades
qui viennent chercher leur guérison aux eaux de
Charbonnières. Mon but principal est de leur indiquer la meilleure manière de prendre ces eaux
avec fruit. J'ai tracé pour cela une suite de pré-
ceptes qui sont basés sur une longue observation,
et dont les avantages ont été reconnus non seulement par les estimables et savants confrères qui

(1) MM. Gilibert, Lusterbourg, Gautier, Tissier
jeune, et Janson, rapporteur.

composaient la commission de la Société de Médecine, mais encore par plusieurs médecins distingués.

Le manuscrit que j'ai déposé dans les archives
de la Société de Médecine, contient une nouvelle
analyse des eaux minérales de Charbonnières. Dans
cette analyse, tout en indiquant les substances
qui minéralisent les eaux, je n'ai pas noté d'une
manière rigoureuse la quantité respective de quelques matériaux minéralisateurs. Comme une opération semblable exige une précision mathémati-
que pour être complète, je devais la recommencer cette année avec l'aide d'un médecin instruit
qui a fait une étude spéciale de la chimie (1). Diverses circonstances ont fait échouer ce projet,
qui a été remis à une autre saison. En attendant,
je n'ai pas cru devoir retarder la publication de
mon *Manuel*. J'ai déjà dit qu'il est spécialement
destiné aux *buveurs*, auxquels il apprendra, sur
la composition chimique des eaux, tout ce qu'ils
doivent savoir : des détails plus étendus, plus
scientifiques, ne sont nécessaires qu'aux chimis-
tes et aux médecins ; encore j'ai la présomption
de croire que ceux de mes confrères qui me feront
l'honneur de me lire, trouveront quelquefois
dans cet opuscule, des indications pour les cas
où il convient de prescrire les eaux de Charbonnières. Quant aux malades, rien de tout ce qu'il
peut leur être utile de connaître n'a été omis.

(1) M. le docteur Dupasquier.

MANUEL

DES

EAUX MINÉRALES

DE CHARBONNIÈRES.

L'usage des eaux minérales remonte à la plus haute antiquité, comme le prouvent les médailles, les pierres et les inscriptions votives trouvées auprès de la plupart des sources minérales le plus en réputation. De nos jours, personne ne révoque en doute leur efficacité dans une foule de maladies chroniques qui résistent à tous les autres agents thérapeutiques. M. le professeur Alibert dit, avec raison, que cette partie de l'art de guérir, qu'il regarde tout à la fois comme une branche intéressante d'industrie nationale et d'hygiène publique, mérite à ce double titre la sollicitude du Gouvernement (1). Aussi l'adminis-

(1) Précis historique sur les Eaux minérales, etc., 1826, par M. le professeur Alibert, premier médecin ordinaire du roi. Cet ouvrage très intéressant ne peut qu'ajouter à la double réputation que l'auteur s'est déjà acquise comme savant profond et littérateur érudit.

tration supérieure a-t-elle , depuis quelques années , adopté les mesures les plus propres à améliorer le régime des établissements des eaux minérales , en nommant un inspecteur général de ces établissements , et en chargeant un chimiste habile de procéder à l'analyse de toutes les eaux minérales de France ; l'autorité locale , dans plusieurs départements , s'est empressée de seconder les vues bienfaisantes du Gouvernement à cet égard ; enfin , une ordonnance royale , en date du 18 juin 1823, dans de sages dispositions, rappelle et complète la législation sur cet objet. D'après cette ordonnance , aucune source d'eau minérale ne peut être livrée au public sans avoir été soumise à une autorisation préalable , et sans qu'un médecin inspecteur y soit attaché. Cette disposition vient d'être appliquée aux eaux de Charbonnières , et l'on a tout lieu d'espérer que sous les auspices d'une administration éclairée , cette fontaine minérale , la seule que possède le département du Rhône, acquerra bientôt toute la célébrité qu'elle mérite à tant de titres. Jusqu'à ce jour , l'usage des eaux bienfaisantes qu'elle fournit a été abandonné à l'impéritie et à l'empirisme les plus aveugles , ce qui a souvent les plus fâcheux résultats , 1° parce que beaucoup de personnes prennent les eaux pour

des maladies auxquelles elles ne conviennent pas;
2° parce que la plupart les prennent à des doses
trop élevées; 3° enfin, parce que le plus grand
nombre n'observe pas assez exactement, pendant
leur usage, les précautions indispensables pour
que leur action soit salutaire. Et d'ailleurs, com-
ment éviter ces inconvénients, lorsque les malades n'ont d'autre guide en arrivant à Charbonnières, qu'une petite brochure écrite, il y a trente
ans, par M. Marsonnat, alors curé de cette commune? Je me plais à rendre un juste hommage
à la mémoire du respectable ecclésiastique auquel on doit la découverte des qualités minérales de ces eaux : il a pris des soins infinis pour
les faire connaître; mais son livre, qui renferme,
il est vrai, quelques bons conseils, fourmille
d'erreurs, de véritables hérésies médicales ; et
pourtant, je le répète, il est le seul guide des
malades qui, presque tous, surtout ceux de la
campagne, règlent leur conduite d'après lui.

Dès la première page, l'auteur, dans l'en-
thousiasme de sa découverte, préconise les eaux
de Charbonnières comme propres à guérir toutes les maladies. A la page 18, on lit textuelle-
ment « qu'il est bien important, lorsque les eaux
« commencent à agir, et que le malade éprouve
« des douleurs dans la partie locale de la mala-

« die, ou un malaise général dans le corps, de ne
« pas cesser de les boire ; ce doit être un grand
« encouragement à les continuer, puisque, je
« le répète, c'est un signe certain qu'elles pro-
« duisent un bon effet. »

On conçoit combien un semblable précepte,
suivi à la lettre par les personnes auxquelles il
est adressé, doit être quelquefois funeste.

Ce que je viens de citer suffit pour faire connaître la doctrine de cet ouvrage, qui prouve
qu'un zèle mal entendu, quoique les intentions
soient pures, peut être souvent plus nuisible
qu'utile à l'humanité.

La cause principale des abus qu'on observe à
Charbonnières vient de ce que le plus grand nombre des personnes qui fréquentent les eaux, y
viennent plutôt sur la foi et à l'instigation de leurs
amis, que d'après l'avis des gens de l'art. Le petit nombre même de ceux qui consultent un médecin oublient bientôt (tant est fort l'empire des
préjugés !) ses prudents conseils, pour s'abandonner aux traditions vulgaires les plus absurdes
et les plus nuisibles.

Le meilleur moyen de remédier à d'aussi graves inconvénients, c'est de signaler les préjugés
populaires qui nuisent à l'efficacité de ces eaux,
en substituant aux sages précautions de la mé-

decine les pratiques dangereuses de l'ignorance; mais, pour atteindre ce but, il faut rechercher avec soin les qualités de l'eau minérale, étudier son action sur l'économie animale dans l'état de santé et dans l'état de maladie, pour bien préciser les affections morbides dans lesquelles son emploi est salutaire et celles où il est désavantageux; il faut enfin indiquer les précautions qui doivent accompagner son usage. Tel est le plan du travail que je me suis imposé. Pour l'entreprendre, j'ai moins consulté mes forces que les avantages de ma position. En effet, depuis dix ans, ayant habité fréquemment une commune éloignée seulement d'un quart d'heure de la source minérale (la commune de Marcy où je suis fixé depuis trois ans), j'ai eu l'occasion de faire, sur les lieux mêmes, de nombreuses observations pour lesquelles j'ai apporté toute l'attention dont je suis capable.

C'est leur résultat qui va faire la matière de ce Mémoire, pour lequel, à défaut d'autre mérite, je puis au moins réclamer celui de l'exactitude.

Propriétés physiques et chimiques

DES

EAUX MINÉRALES DE CHARBONNIÈRES.

Le hameau de Charbonnières, distant de Lyon d'une heure et demie au plus, est situé dans un vallon à quelques centaines de pas de la grande route de Paris par le Bourbonnais, et à un quart d'heure de la source d'eau minérale. Ce vallon, d'abord assez large, se rétrécit peu à peu jusqu'à la fontaine, où il semble se terminer par un cul-de-sac. Depuis le village jusqu'à la source, la route suit le bas d'un coteau couvert de vignes et de prés, et couronné par de belles maisons de campagne. Du côté opposé elle est bornée par de belles prairies qui se terminent à un ruisseau, dont les rives boisées et sinueuses présentent l'aspect le plus agréable. Le chemin qui conduit à la source, et qui pourrait (avec quelques frais) être rendu plus facile pour les voitures, est bordé dans une grande partie de son étendue, par de beaux hôtels, dont les terrasses ou les jardins, touchent immédiatement à la route et sont continuellement animés par une foule de personnes de l'un et de l'autre sexe, que le soin de leur santé ou leurs plaisirs amènent à Charbonnières. On arrive à la source par une allée de deux cents pas environ, tracée sur un des bords du ruisseau dont j'ai parlé, et fermée du côté de Lyon par une barrière qui en défend l'entrée aux voitures. Cette allée, ombragée par de beaux arbres, est dominée d'un côté par une colline fort élevée, et de l'autre, par l'avenue et le château de Laval; elle se termine à une levée en pierre sèche de trente pieds de hauteur, au bas de laquelle coule l'eau minérale. A gauche de la levée, on voit une masse de rochers irréguliers, sur lesquels, dans les grandes eaux, le ruisseau se précipite avec fracas, et forme des cascades multipliées. Du côté opposé, on remarque un petit pavillon carré où les buveurs peuvent se reposer (1). Un second ruisseau coule lentement à travers un aqueduc qui traverse la levée. L'ouverture inférieure de cet aqueduc, beaucoup plus large

______

(1) La levée, l'avenue, le pavillon sont dus aux soins de MM. de Laval père et fils.

que la supérieure, lui donne assez de ressem-
blance avec une grotte naturelle. Enfin, un petit escalier dont la construction irrégulière rend
encore le tableau plus agreste, conduit à un joli
plateau couvert de gazon, où sont plantés de beaux
peupliers, dont quelques-uns s'inclinent sur la
levée, et balancent leurs branches à cent pieds
au dessus de la source. Il est impossible de rien
imaginer de plus pittoresque que ce site, où les
travaux de l'homme n'ont rien ôté à la majesté
de la nature. Au reste, toute la commune de
Charbonnières et celle de Marcy, qui l'avoisine,
offrent partout les paysages les plus variés et les
plus riants. Au résumé, de grands bois(1) percés
de belles allées, qui appartiennent à M. de Laval,
mais qui sont toujours à la disposition du public
pour la promenade; de jolies maisons, de beaux
hôtels qui se multiplient chaque année, et qui
sont tenus avec soin; un air pur dont la fraîcheur
est entretenue par la disposition même des lieux;
la proximité de Lyon, la facilité des communi-
cations : tels sont les avantages par lesquels les
eaux de Charbonnières (indépendamment de leurs
propriétés médicales) se recommandent aux étran-

(1) Le bois de l'Étoile est trop connu pour qu'il soit
besoin d'en parler ici.

gers, et l'on sait que ces avantages accessoires ne contribuent pas seulement à l'agrément des buveurs, mais qu'ils sont encore par eux-mêmes de puissants moyens de guérison.

Tout porte à croire que la source minérale prend naissance d'une petite colline qui termine le vallon au nord-ouest et à cent pas de la fontaine. Cette colline est fermée par une roche entièrement granitique, que recouvre une petite quantité de terre d'une nature sablonneuse. Le plateau qui le termine est couvert de pins et de chênes. Deux ruisseaux, qui tarissent dans les grandes sécheresses, coulent sur les côtés, et vont se réunir au sud-est, à quelques pieds du lieu où la source sort. D'après cette disposition et la nature sablonneuse du sol, leurs eaux s'y fussent très souvent mêlées à l'eau minérale, si M. de Laval père n'eût fait construire la levée dont j'ai parlé. Par cette précaution, les lits de ces deux ruisseaux se trouvent en contre-bas, et coulent dans le voisinage de la source sans inconvénient pour elle. Il arrive cependant quelquefois dans les crues brusques d'eau, et lorsqu'il pleut pendant long-temps, que les eaux pluviales se mêlent aux eaux minérales; alors celles-ci deviennent troubles, et perdent la plupart de leurs caractères propres; mais cet effet n'est jamais de longue du-

rée ; néanmoins, il faut observer que ce n'est qu'a-
près plusieurs jours qu'elles reprennent toutes
leurs qualités.

L'eau de la fontaine minérale marque huit degrés trois quarts à l'aréomètre selon Cartier.

Au thermomètre de Réaumur, elle marque
neuf degrés au mois de juin. Sa température varie à peine de deux degrés de l'hiver à l'été.

Elle est très limpide. Agitée dans un verre,
elle donne une odeur hydro-sulfureuse plus ou
moins marquée; c'est surtout lorsqu'il fait très
chaud, lorsque l'atmosphère est chargée d'élec-
tricité et lorsque le vent du nord règne, qu'elle
se fait le plus sentir : alors elle est appréciable
dès qu'on approche de la fontaine.

Si l'on ne s'aperçoit pas toujours de la présence
de l'hydrogène sulfuré à l'odorat, on la reconnaît
toujours au goût. En effet, dès qu'on a bu une
verrée de l'eau minérale, on ressent une fraîcheur
agréable, surtout en été, puis cette saveur styptique particulière au fer, enfin des rapports sulfureux ou d'œuf couvé, qui sont d'autant plus
marqués que les circonstances sont plus favorables au dégagement du gaz hydrogène sulfuré.
Toutes les personnes qui boivent les eaux n'é-
prouvent cependant pas également ces rapports :
il en est plusieurs chez lesquelles ils ne se font

sentir que le lendemain matin, mais ils sont alors très prononcés.

Le réservoir où tombe l'eau minérale en sortant de la source, contient un sédiment d'un rouge brun-clair ; toutes les pierres sur lesquelles elle coule dans son trajet jusqu'à la rivière voisine, sont également couvertes de ce sédiment, qui est du véritable *ocre rouge*. Il tache le linge d'une manière indélébile. J'en ai recueilli, et après l'avoir fait sécher, j'en ai mis une pincée sur ma langue, aussitôt j'ai senti une saveur amère, dont l'action astringente a été beaucoup plus marquée que celle qui est produite par les eaux, et s'est prolongée plus long-temps ; une heure après, je sentais encore la surface de la langue comme crispée.

Ce sédiment ne fait point varier l'aiguille de la boussole : la raison en est que le fer à son maximum d'oxydation n'a aucune action sur l'aimant.

Une cuiller en argent qui avait séjourné pendant quelques heures dans le réservoir de la fontaine, devint d'une couleur violette tirant sur le noir.

Un bâton vert privé de son écorce, surtout s'il est de chêne, devient en peu de temps d'un beau noir.

J'ai fait tremper dans une forte décoction d'écorce de chêne, un fragment de toile blanche que j'ai laissé ensuite séjourner pendant deux heures dans la fontaine, il est devenu d'un beau gris-noir. Lavé depuis plusieurs fois, il n'a pas changé de couleur. J'ai répété cette expérience sur des pièces de linge en coton et en fil et sur un morceau d'étoffe de laine : le tout, après avoir trempé quelques heures dans une forte décoction de noix de galle indigènes, fut mis et resta dix heures dans le bassin de la fontaine. Les toiles de coton et de fil devinrent d'un beau noir qui ne s'est point déteint en les lavant. L'étoffe de laine n'est pas devenue noire, elle a pris seulement une teinte brune.

L'eau minérale conservée dans des vases exactement clos, présente les phénomènes suivants :

Après trente, quarante ou cinquante heures, quelquefois beaucoup plus promptement, elle perd sa transparence, prend une teinte noirâtre qu'elle conserve plus ou moins long-temps, selon la température de l'atmosphère. Peu à peu, ordinairement après quatre ou cinq jours, il se forme au fond du vase un dépôt qui a l'aspect de brins de chanvre ou de laine enduits de limon. Lorsque le dépôt est complétement formé, l'eau contenue dans la partie supérieure du vase reprend toute sa limpidité et ne se trouble que lorsqu'on l'agite. Elle n'a point d'odeur, son goût est celui de l'eau croupie, et les réactifs n'ont plus d'action sur elle.

Les choses restent dans cet état dix, quinze, vingt jours, quelquefois deux et même trois mois ; alors le dépôt disparaît, tout le liquide redevient entièrement limpide, sans qu'on observe la moindre trace de cette filasse limoneuse dont j'ai parlé plus haut. En même temps, l'eau minérale reprend, en grande partie, l'odeur et le goût qui lui sont propres ; elle ne devient plus trouble lorsqu'on agite le vase qui la contient, et les réactifs ont sur elle presque la même action, qu'ils avaient au moment où elle vient d'être puisée. C'est ainsi qu'elle devient noire dès qu'on y mêle quelques gouttes d'acide gallique, comme lorsqu'on fait l'expérience à la fontaine ; qu'elle verdit le sirop de violette, et qu'elle laisse précipiter du soufre, lorsqu'on y verse du chlore. Tous ces effets sont sans doute moins marqués que quand on agit sur l'eau minérale immédiatement après qu'elle a été puisée ; mais on n'eût rien observé de semblable, si l'on eût soumis la même eau à l'action des réactifs, ci-dessus mentionnés, avant que le dépôt se fût de nouveau incorporé au liquide.

Ce singulier phénomène avait déjà été observé par M. Marsonnat. J'avoue que lorsque je lus dans sa brochure ce qu'il dit à cet égard; je crus d'abord qu'il s'en était laissé imposer par de fausses apparences; mais des expériences répétées plusieurs fois ne me laissent plus aucun doute sur la réalité de ce fait, qui cependant ne s'observe pas toujours invariablement. Sur trente bouteilles remplies dans le même moment, bouchées avec le même soin, quatre devinrent limpides avant quinze jours, seize le devinrent avant la fin du troisième mois, et quelques-unes beaucoup plus tôt. Enfin il en est dix dans lesquelles le dépôt n'a point disparu, et qui sont encore après six mois dans le même état où elles étaient huit jours après avoir été remplies. On ne sait à quoi attribuer cette différence dans les résultats, puisque les bouteilles dans lesquelles le dépôt n'a pas disparu présentaient, du moins en apparence, les mêmes conditions que celles qui sont redevenues limpides.

M. Marsonnat dit que le dépôt ne se *reconcentre* et ne disparaît qu'après quatre-vingts ou au moins soixante jours de séjour dans des vases bien clos; mais j'ai souvent observé cet effet beaucoup plus tôt.

La source minérale de Charbonnières est très abondante. Elle donne environ trente-deux à trente quatre litres par minute, terme moyen. Cette quantité ne varie que de quatre à cinq litres du

plus au moins , si ce n'est dans les grandes pluies
où elle se trouble quelquefois et sort avec beaucoup d'impétuosité , mais elle reprend après quelques heures son cours ordinaire. Il arrive aussi
parfois qu'elle devient tout-à-coup trouble ,
qu'elle reste dans cet état pendant quelques minutes seulement et qu'elle reprend brusquement
sa limpidité. Ce phénomène a principalement lieu
après les pluies abondantes , mais on l'observe
aussi assez fréquemment et sans cause connue ,
dans les temps ordinaires et même dans un temps
sec et chaud.

Dans les grandes sécheresses, la source minérale ne diminue que de deux à trois litres par minute, lors même que les sources environnantes
sont presque taries, comme pendant l'été de l'année 1826.

Les deux principales substances qui minéralisent les eaux de Charbonnières, sont le fer à l'é-
tat de carbonate et le soufre uni à l'hydrogène.
Les eaux sont donc à la fois ferrugineuses et sulfureuses. Elles contiennent aussi quelques sels
neutres, mais en petite quantité, si ce n'est le carbonate de chaux. On y trouve encore quelques
traces d'acide carbonique libre.

Effets généraux et immédiats

DES

EAUX DE CHARBONNIÈRES

SUR L'ÉCONOMIE ANIMALE.

Les eaux minérales sont toutes plus ou moins excitantes, quels que soient les matériaux qui les minéralisent, car ceux-ci sont tous plus ou moins stimulants; mais les effets primitifs et consécutifs de cette excitation varient selon la nature de ces eaux. Il en est qui portent principalement leur action sur le tube intestinal, comme les eaux salines; d'autres sur la peau, sur le système lymphatique, comme les eaux sulfureuses, etc., etc. Bien plus, la même eau minérale, indépendamment des effets généraux qu'elle produit chez tous les buveurs, détermine encore des symptômes particuliers à chaque individu, selon le tempérament, l'état des voies digestives, la quantité bue, et selon qu'elle convient plus ou moins à la maladie pour laquelle on en fait usage. C'est sous ces divers points de vue que je vais succinctement examiner l'action des eaux de Charbonnières sur l'économie animale.

Dans les circonstances les plus favorables, c'est-à-dire lorsque l'estomac et les intestins sont dans leur état normal, qu'on n'a bu que la quantité d'eau qui peut être digérée (1) sans fatiguer ces organes, et que les eaux conviennent à la maladie dont le sujet est atteint, voici ce qui se passe : d'abord chez tous la circulation est activée ; chez vingt malades auxquels j'ai tâté le pouls avant qu'ils ne prissent les eaux, et ensuite en divers temps dans le courant de la matinée pendant qu'ils les buvaient, j'ai constamment remarqué que, chez quinze et seize, les pulsations augmentaient graduellement de vitesse ; chez les quatre ou cinq autres, il battait quelquefois quatre à cinq pulsations de moins par minute, mais alors il était toujours plus fort, plus roide et plus concentré. Ceci s'observait surtout chez les personnes nerveuses.

La peau est toujours dans les premiers moments plus sèche et ordinairement plus chaude,

(1) J'entends par là l'action que l'estomac exerc e sur les liquides.

même chez les personnes qui, un peu plus tard, suent abondamment. Quant aux buveurs chez lesquels les eaux passent par les urines et par les selles, cette sécheresse existe presque toujours pendant tout le temps de leur action.

La langue est plus rouge lorsqu'on a pris quelques verrées d'eau; les papilles qui la recouvrent deviennent saillantes et la pointe s'allonge. Si les malades avaient la langue large et couverte d'un enduit blanchâtre avant l'usage des eaux, cet effet est moins marqué; mais toujours elle se dépouille plus ou moins, et toujours les papilles deviennent plus rouges.

La muqueuse de la bouche est aussi plus rouge que dans l'état naturel; on éprouve dans toute cette cavité et jusqu'à l'arrière-gorge, une légère astriction. Bientôt viennent les rapports sulfureux et d'œuf couvé dont j'ai parlé; mais ils n'ont pas toujours lieu immédiatement, ni chez tous les malades.

Chez les buveurs auxquels les eaux conviennent, tout rentre bientôt dans l'ordre accoutumé, même quelquefois avant qu'ils aient fini de boire. Les eaux passent par les divers couloirs naturels, et à cet état d'éréthisme succède un état de bien-être, le plus souvent sans que les malades aient remarqué ce qui a précédé. Cependant, même dans les circonstances les plus favorables, les malades éprouvent presque toujours une espèce de lassitude lorsqu'ils ont cessé de boire ; mais elle se dissipe bientôt, et alors ils sont plus agiles et plus disposés à l'exercice et à la gaîté, ils ont plus d'appétit, digèrent mieux, et se trouvent dans un état qui indique que tous les organes remplissent parfaitement leurs fonctions.

La manière d'agir des eaux présente des différences notables chez les divers individus, selon leur tempérament et les maladies dont ils sont atteints. Sous ce dernier point de vue, les symptômes divers qu'elles produisent varient à l'infini, ce n'est point ici le lieu de les décrire en détail, je me bornerai seulement à quelques remarques générales.

Chez les personnes nerveuses ou atteintes de maladies nerveuses, le pouls, comme je l'ai dit, se concentre et bat quelquefois moins vite ; mais il est toujours plus dur et plus fort. Elles éprouvent un sentiment de malaise général qui se prolonge après qu'elles ont cessé de boire ; des douleurs vagues dans diverses parties du corps, un sentiment de plénitude et de tension vers l'épigastre, sentiment indépendant de la quantité d'eau qu'elles ont bue, puisqu'il se manifeste, dès les premières verrées ; une légère douleur dans la même partie, des bâillements, des pandiculations, etc. La même personne présente rarement toute la série des symptômes que je viens d'énumérer ; mais, en général, tous les sujets nerveux sont plus ou moins fatigués par l'usage des eaux (1). Il est cependant des exceptions, comme on le verra ci-après.

Les buveurs d'un tempérament éminemment sanguin éprouvent quelquefois un état semblable à l'ivresse : leur vue se trouble, ils chancellent, prennent la tête pesante, des éblouissements, etc. Il suffit souvent alors de suspendre pendant quelques heures ou une demi-journée l'usage des eaux pour que tous ces symptômes se dissipent ; mais quelquefois aussi ils persistent plus long-temps. Quelques buveurs de ce tempérament ont des épistaxis ; alors ils sont soulagés sur-le-champ. C'est surtout chez eux que la circulation s'accélère. Un jeune homme sanguin qui avait des palpitations du cœur prenait les eaux ; dès qu'il en avait bu quelques verrées le pouls battait vingt à vingt-cinq pulsations par minute de plus qu'auparavant, et les battements du cœur augmen-

____

(1) Il est, je pense, inutile de dire que lorsque je me sers de cette expression *les eaux*, je ne veux désigner que les eaux minérales de Charbonnières.

taient à proportion. Je lui conseillai de cesser
entièrement l'emploi d'un moyen qui augmentait sa maladie d'une manière alarmante ; ce qu'il
ne fit qu'à regret, tant il lui en coûtait de renoncer à un moyen de guérison sur lequel il avait
compté. Je ferai observer en passant qu'en général, lorsque les malades sont sur les lieux, lors
même qu'ils se trouvent mal de l'usage des eaux,
ce n'est qu'avec beaucoup de peine qu'on par-
vient à les déterminer à cesser de les prendre.
Ils ont fait les frais du voyage, ils s'attendent à
être guéris ou du moins soulagés, et ils se déci-
dent très difficilement à renoncer à toutes leurs
espérances.

Les personnes d'un tempérament lymphatique n'éprouvent pas des effets immédiats bien
marqués, seulement les eaux augmentent leur
disposition au repos et leur apathie naturelle ;
ils ressentent aussi une lassitude plus grande que
les autres buveurs, et qui se dissipe un peu moins
vite. Néanmoins, lorsqu'ils en usent modérément, ils ne tardent pas à en éprouver des effets
avantageux. On m'objectera, peut-être, que les
eaux étant excitantes il est surprenant qu'elles
augmentent l'apathie des individus d'un tempérament lymphatique, qu'elles doivent au contraire les disposer à l'exercice. C'est aussi l'effet

qu'elles produisent consécutivement ; mais toute stimulation de l'estomac , surtout celle qui est produite par les toniques qu'on appelle *fixes* , comme les ferrugineux produit d'abord l'inertie.

Les tempéraments bilieux ne présentent pas d'autres phénomènes que ceux que j'ai indiqués au commencement de cet article. En général ils se trouvent bien de l'usage des eaux.

L'état des voies digestives est ce qui doit spécialement fixer l'attention du médecin appelé à décider si dans telle circonstance les eaux sont avantageuses ou nuisibles.

Toutes les fois qu'un malade éprouve ce qu'on appelle vulgairement *des maux* d'estomac, c'est-à-dire des douleurs à l'épigastre, soit qu'elles dépendent d'une gastrite aiguë ou chronique (1), ou bien d'une cardialgie , ou de toute autre irritation nerveuse de l'estomac , ces douleurs sont presque toujours, à quelques exceptions près , augmentées immédiatement ou peu d'instants après que le malade a pris les eaux.

Cependant cet effet n'est pas aussi constant

(1) On observera que ce n'est que dans le cas où la gastrite sub-aiguë ou chronique est accompagnée de douleurs, que les eaux sont contre-indiquées. Il est certaines variétés de la gastrite chronique où elles sont avantageuses, comme je l'indiquerai plus loin.

lorsque la douleur dépend d'une affection nerveuse, que lorsqu'elle dépend d'une affection inflammatoire. Quelquefois on éprouve au moment
même où l'on vient de boire, un léger soulagement, mais il est toujours de courte durée, et
tient à l'impression de fraîcheur que procure
d'abord le liquide mis en contact avec la muqueuse irritée, plutôt qu'à la nature de ce liquide. C'est surtout chez les malades atteints de gastrite que l'on observe l'augmentation de la rougeur de la langue, le développement des papilles,
la rougeur de toute la muqueuse buccale et pha-
ryngienne, et peu après un sentiment de chaleur à
l'épigastre, accomp agné d'unesoif qui augmente
à mesure que les malades boivent. Dans les
cardialgies, on sent augmenter la douleur, on
éprouve un sentiment de pesanteur, de tension
et de gonflement à l'estomac, avant même d'a-
voir beaucoup bu.

Affecté depuis long-temps d'une gastro-car-
dialgie, j'ai voulu juger par moi-même de l'effet
des eaux dans cet état, et quoique je n'en aie
pris qu'une très petite quantité, dans la crainte
de voir des accidents se développer, j'ai éprouvé
tous les phénomènes dont je viens de parler, d'une
manière assez marquée pour les pouvoir bien ap-
précier, lorsque je les ai retrouvés chez d'autres

malades. Je n'en ai du reste point été fatigué
consécutivement; mais certainement il n'en eût
pas été de même , si j'eusse pris les eaux à une
époque où ma maladie était plus intense, et surtout si je les eusse prises à haute dose et plusieurs
jours de suite.

Lorsque c'est le tube intestinal qui est malade ,
les effets nuisibles se font sentir moins promptement; c'est après une demi-heure ordinairement
que l'on commence à éprouver de la chaleur dans
le bas-ventre, des douleurs, de la tension , des
coliques, à rendre des gaz et des selles bilieuses sanguinolentes ou sanguines, avec ou sans té-
nesme. Il n'est qu'un seul cas de maladie des voies
digestives, dans lequel les eaux soient toujours
salutaires : c'est dans certaines dyspepsies entre-
tenues par ce que les anciens appelaient *sabures*
des premières ou des secondes voies, dans lesquelles il n'y a point de mouvement fébrile et
où la langue, couverte d'un enduit muqueux et
blanchâtre n'est point rouge sur les bords, pourvu
toutefois qu'en même temps il n'y ait pas de
gastralgie ou de douleur plus ou moins forte de
l'estomac; alors les eaux donnent de l'appétit,
facilitent la digestion et contribuent à augmenter l'embonpoint. Il faut toujours, dans ces circonstances, en surveiller l'emploi, afin de les faire

suspendre si elles augmentent trop l'irritation de la muqueuse digestive.

Je ne parle point ici des gastrites et des entérites aiguës ; je ne pense pas que personne ait recours aux eaux minérales pour guérir ces maladies.

Les personnes qui boivent avec excès éprouvent divers accidents , lors même que l'estomac et les intestins sont sains; mais ces accidents sont bien plus graves, si ces organes sont dans un état pathologique. Je reviendrai sur ce point, d'autant plus important que beaucoup de malades ne retirent aucun avantage de l'usage des eaux , parce qu'ils en boivent sans modération.

Je viens de décrire rapidement ce qu'on observe dans les premières heures après l'introduction du liquide dans l'estomac, je vais dire en quelques mots ce qui arrive dans les vingt-quatre heures qui suivent.

Les eaux passent par les selles , les urines ou la transpiration ; elles augmentent une de ces excrétions, et quelquefois deux en même temps, d'une manière plus ou moins marquée. Les selles sont noires , même chez les personnes qui ne sont ni purgées ni fatiguées par l'usage des eaux. Cet effet tient-il à la présence de l'oxyde de fer ou au gaz hydrogène sulfuré? c'est ce que je ne saurais décider. Lorsque les évacuations alvines sont augmentées, les matières évacuées sont glaireuses, très adhérentes entre elles, ne présentent que très rarement l'aspect des raclures de boyaux comme dans la dysenterie. En général, il est préférable que les eaux passent par les urines et la transpiration que par les selles ; les malades s'en trouvent mieux ; néanmoins lorsqu'elles purgent doucement, modérément et sans douleur, elles n'en sont pas moins salutaires; il vaut mieux au reste que ces évacuations n'aient lieu que lorsque les malades sont près d'en cesser l'usage; car, lorsqu'elles se montrent dans le principe, il en survient ordinairement de nouvelles qui obligent à suspendre et même à cesser entièrement le traitement. Il arrive souvent que les eaux constipent pendant tout le temps qu'on les prend, ou pendant quelques jours seulement. Quelquefois à la constipation succède la diarrhée, *et vice versâ.* Il est des personnes chez lesquelles une seule verrée provoque plusieurs selles presque aussitôt qu'elle est bue. Tel était Louis Durier, ouvrier verrier de Givors. Ce fait prouve à la fois combien les eaux de Charbonnières sont quelquefois énergiques, et combien on doit faire attention à l'état de l'estomac et du tube intestinal, lorsqu'on les prescrit.

Les urines sont ordinairement plus claires que de coutume , excepté dans les catarrhes de la vessie ; c'est l'évacuation la plus douce , la plus ordinaire et celle qui fatigue le moins. Cependant j'ai vu un individu être atteint d'une cystite avec strangurie pour avoir bu pendant plusieurs jours une grande quantité d'eau dans un intervalle de temps assez court ; mais c'est le seul fait de ce genre que je connaisse.

Les personnes chez lesquelles les eaux portent leur action sur la peau, transpirent plus ou moins promptement. Il en est qui commencent à suer une heure et même demi-heure après qu'elles ont bu ; ce sont surtout celles qui ne résident pas à Charbonnières et qui marchent dans le milieu du jour pour retourner chez elles. Les autres transpirent plus tard , souvent pendant la nuit. La transpiration est quelquefois locale comme chez M. G., qui prenait les eaux pour une maladie de la peau dont je rapporterai plus tard l'observation avec plus de détail, et qui, à la suite d'un exercice plus grand que de coutume, éprouva une transpiration très considérable et seulement autour du genou droit. La sueur fut si abondante qu'elle mouilla plusieurs doubles de linge. Il est à remarquer que M. G. avait éprouvé quelque temps auparavant, une forte douleur dans ce genou à la suite d'une distension forcée des ligaments de l'articulation.

Les eaux ne produisent pas toujours nécessairement l'une des évacuations dont je viens de parler. Il est des buveurs, en petit nombre à la vérité, chez lesquels les excrétions ne changent point, si ce n'est qu'on observe seulement une légère augmentation dans la quantité des urines. Ils ne se trouvent pas pour cela plus fatigués, et les eaux ne leur sont pas moins salutaires. Il en est d'autres, au contraire, chez lesquels plusieurs excrétions sont augmentées en même temps, sans que néanmoins leur santé en soit altérée, pourvu toutefois que les évacuations soient modérées.

OBSERVATIONS.

Après avoir fait connaître l'action immédiate des eaux sur les organes, je vais présenter quelques observations d'après lesquelles on pourra juger de leur effet dans certaines maladies. Celles de la peau, et les dartres en particulier, ont principalement fixé mon attention, parce que les malades qui en sont atteints sont les plus nombreux à Charbonnières, et que c'est dans ces maladies que le succès des eaux est le plus incontestable.

Première Observation.

M. C., âgé de quarante-six ans, d'un tempéra-ment bilieux, sanguin, portait depuis plusieurs années des dartres de l'espèce que M. le profes-seur Alibert désigne par le nom de dartres fur-furacées arrondies, *herpes furfuraceus circina-tus*. Elles avaient leur siége sur diverses parties du corps, surtout aux membres et dans le cuir chevelu. Les plus larges de celles qui existaient sur le corps avaient deux à trois pouces de dia-mètre; sur le cuir chevelu elles étaient beaucoup plus larges. Leur forme, le plus ordinairement arrondie, était cependant variée. La plupart étaient fixes; quelques-unes guérissant dans un point s'étendaient aussitôt d'un autre côté. Elles étaient recouvertes d'une espèce d'enduit d'un blanc sale, qui se détachait par intervalle et lais-sait la peau rouge et luisante au dessous, jus-qu'à ce qu'il reparût de nouveau. Elles causaient, surtout dans les chaleurs, un prurit si insuppor-table que le malade ne pouvait s'empêcher de les gratter; alors une cuisson non moins insuppor-table succédait au prurit. Du reste, toutes les fonctions se faisaient bien, et les voies digesti-ves étaient en bon état. Le malade avait fait usage de divers remèdes sans succès, lorsqu'il se dé-

cida, en 1815, à prendre les eaux de Charbonnières.

La première année, les ayant prises sans modération, il éprouva divers accidents qui le forcè-
rent à les suspendre. Il quitta Charbonnières sans
amélioration bien sensible dans son état. Cependant, dans le courant de l'année qui suivit, il fut
beaucoup moins fatigué par le prurit et la cuisson des parties malades ; les dartres diminuèrent
aussi d'étendue.

L'année suivante, rendu plus sage par l'expérience, il prit les eaux avec plus de réserve pendant trente-six jours, en augmentant graduellement la dose jusqu'à vingt-cinq verres par jour,
environ six litres. Il éprouva cette fois une amélioration très marquée. Dès le quinzième jour,
les croutes qui tombaient étaient remplacées par
d'autres beaucoup plus minces et moins larges ;
le prurit et la cuisson ne se faisaient sentir que
faiblement; enfin la guérison fit dès lors des progrès rapides, et elle fut complète après que le
sieur C. eut séjourné un mois à Charbonnières la
troisième année.

Depuis ce temps, il a constamment joui d'une
bonne santé, et il ne présente maintenant aucune trace de son ancienne maladie.

Deuxième Observation (1).

Le sieur V., de Saint-Germain, portait depuis plusieurs années une dartre squameuse humide qui occupait toute la région temporale droite, tout le pavillon de l'oreille et le conduit auditif externe. La matière qu'elle donnait fluait au point de mouiller plusieurs linges dans quelques heures ; elle causait de vives douleurs lorsque le malade augmentait l'action de la peau par un exercice forcé. Le sieur V. n'entendait point du tout de l'oreille qui était le siége de la dartre. Malgré sa maladie, il vaquait à ses affaires, et se livrait à des travaux pénibles. La digestion se faisait bien, mais le sommeil était souvent interrompu par la douleur. Il ne pouvait se résoudre, malgré mes conseils, à aller à Charbonnières, parce que sa présence était trop nécessaire chez lui. Forcé enfin de céder à l'intensité du mal et de la douleur, il prit les eaux pour la première fois en 1821 ; mais il faisait des voyages fréquents et précipités à pied, ce qui nuisait singulièrement au succès

(1) Les bornes que je me suis imposées dans ce petit ouvrage ne comportant pas de grands développements, je n'entrerai pas dans des détails bien minutieux dans les observations que je rapporte ; mais je n'omettrai rien d'essentiel.

du remède. Aussi après avoir éprouvé un léger mieux, il survint tout-à-coup une éruption très abondante de petits boutons sur toute la face du côté de la dartre, ce qui le força à cesser les eaux pour cette année. Il est à remarquer que, malgré cette éruption, la douleur fut moins vive.

M. V. ne s'étant point découragé, prit encore les eaux en 1822 et 1823. Dans chacune de ces années il ne fit à Charbonnières qu'un séjour de dix-huit à vingt jours, pendant lesquels, il est vrai, il fit de moins fréquents voyages chez lui; cependant malgré un laps de temps aussi court, il a obtenu une guérison presque complète, puisque la maladie, maintenant bornée à quelques points de la conque de l'oreille, ne cause aucune incommodité, et même disparaît entièrement par intervalle. L'oreille a aussi repris l'intégrité de ses fonctions. Nul doute que le succès n'eût été complet, si le malade eût pris les eaux plus long-temps de suite, et eût gardé plus de repos.

Les malades qui sont l'objet des deux observations précédentes, n'ont fait usage d'aucun remède extérieur; ce n'est pas que je pense, comme on le croit généralement, qu'ils peuvent empêcher les bons effets des eaux, au contraire, ils contribuent souvent puissamment à la guérison ; mais les deux malades mentionnés ci-des-

sus, malgré mes conseils, se laissèrent influen-
cer par le préjugé général.

Troisième Observation.

M. B., ecclésiastique, curé d'A..., canton de
Tarare, aujourd'hui âgé de cinquante ans, d'un
tempérament bilieux, sanguin, était atteint depuis sept ans d'une dartre qui occupait la plus
grande partie de la paroi antérieure du thorax.
Je ne puis dire de quelle nature était cette dartre, que je n'ai point vue, parce que le malade
ne résidait pas alors à A...

Quelle que fût son espèce, elle disparut tout-
à-coup à la suite d'un accès de vivacité. Dans le
courant de la même année, M. B. eut des coliques excessivement douloureuses qui avaient leur
siége d'abord à l'estomac, mais qui s'étendaient
bientôt à tout le ventre. Alors toute la cavité ab-
dominale, et l'épigastre en particulier, étaient
tendus et très douloureux au toucher. Des con-
tractions douloureuses et fréquentes de l'estomac avaient lieu, le plus souvent sans vomissement.

Lorsque le vomissement survenait, le malade
rendait des aliments non digérés, et ensuite des
matières bilieuses. Il en était de même pour les
selles, c'est-à-dire que M. B. éprouvait des té-

nesmes sans évacuations , et quand celles - ci
avaient lieu , il rendait des matières jaunes et
des aliments non digérés. Une fois entre autres,
j'ai remarqué dans les selles des queues d'écre-
visse absolument intactes ; ses urines étaient supprimées, la bouche et la langue étaient sèches,
et celle-ci rouge ; néanmoins il n'y avait point de
soif vive , quoique le malade bût souvent, mais
seulement une cuillerée à la fois pour humecter
la bouche. Le pouls était concentré et petit ; la
figure grippée exprimait la plus vive souffrance.
La crise durait ordinairement de trente-six à qua-
rante-huit heures , et pendant tout ce temps il
n'y avait point de sommeil. Ces coliques surve-
naient souvent à la suite d'une indigestion, mais
quelquefois aussi sans cause connue. Les évacuations sanguines locales ne produisaient jamais de
mieux. Les antispasmodiques et les narcotiques
en potion et en lavement apaisaient la douleur,
mais toujours la crise durait à peu près le même temps. Lorsqu'elle était passée , le malade
éprouvait une prostration complète des forces ;
le sommeil survenait, et il était bientôt soulagé.
Alors tous les organes reprenaient leurs fonctions
comme avant la colique, et la langue cessait d'ê-
tre rouge et sèche.

Ce fut dans cet état de choses que le malade

me demanda mon avis sur l'emploi des eaux de Charbonnières. Je me prononçai d'abord pour la négative; mais ensuite, vu les instances du malade et considérant d'ailleurs que, hors du temps des crises, les voies digestives étaient dans un état parfait de santé, que l'épigastre n'était point habituellement douloureux, je cédai et consentis à ce qu'il prît les eaux plus tôt que je ne les conseillai.

Il en usa avec modération, et pendant toute l'année suivante il ne ressentit aucune colique. M. B. se crut guéri et ne vint point à Charbonnières en 1822. La maladie reparut à la fin de cette même année et au commencement de la suivante, mais avec moins d'intensité; ce qui détermina le malade à avoir recours de nouveau au moyen qui lui avait procuré du soulagement. Les eaux produisirent encore le même bien cette fois, et les coliques ne se firent point sentir pendant une année. Enfin, une troisième épreuve fut suivie des mêmes résultats, c'est-à-dire qu'il fut atteint des coliques dès qu'il ne prit pas les eaux, et qu'elles cessèrent encore lorsqu'il en fit usage.

Une chose remarquable chez ce malade, c'est que, pendant les trois années qu'il prit les eaux, elles passèrent d'abord par les urines, et produisirent ensuite un effet purgatif, huit jours après qu'il fut de retour chez lui. Alors il allait à la selle quatre ou cinq fois par jour, et tout rentrait dans l'ordre accoutumé.

Cette observation prouve : 1°que les eaux sont avantageuses dans les maladies produites par la répercussion d'une éruption cutanée , lors même qu'il ne reste plus depuis long-temps des traces de cette éruption sur la peau ; 2° que, bien qu'en général les eaux ne conviennent pas dans les affections nerveuses de l'estomac ou du tube intestinal, il faut, pour qu'elles soient contre-indiquées, que ces organes soient malades au moment où l'on en fait usage , si ce n'est peut-être dans les cas où la constitution du sujet est manifestement nerveuse ; 3° enfin , que, pour que les eaux produisent tout le bien qu'elles doivent produire, il faut les prendre sans interruption plusieurs années de suite, car très rarement une seule année suffit.

Quatrième Observation.

M. G..., officier de l'académie de Lyon, âgé de cinquante ans, d'un tempérament sanguin, fut atteint en 1819 d'un catarrhe pulmonaire qui devint aigu l'année suivante et se convertit en péripneumonie. En 1822, à la suite d'une légère contusion, à laquelle on ne mit d'abord aucune importance, survint à la jambe droite un érysipèle phlegmoneux qui se termina par suppuration et dura plus de deux mois. En 1824, à la suite d'une distension forcée des ligaments de l'articulation du genou droit, le malade éprouva une douleur assez vive, ce qui ne l'empêcha pas de voyager à cheval pendant trois semaines, quoique la douleur se fît toujours sentir. Après ce temps, le genou était très tuméfié. Les médecins qui donnaient alors des soins à M. G... craignirent même un moment qu'il ne survînt une tumeur blanche ; cependant les astringents dissipèrent la maladie après cinquante jours. En 1825, le malade eut une cystite. Au mois de mars 1826, il fut de nouveau atteint d'un catarrhe aigu. Après l'emploi de divers remèdes qui ne produisaient pas une diminution notable de la maladie, le malade se purgea deux fois contre le gré de ses médecins, et se trouva beaucoup mieux.

Il partit pour un voyage de six semaines. Dès le deuxième jour depuis son départ il aperçut un bouton à un doigt de la main droite ; ce bouton augmenta promptement d'étendue et devint purulent. Les autres doigts et la main du côté opposé en présentèrent bientôt de semblables ; ils occasionaient une cuisson et un prurit insupportables qui n'étaient légèrement calmés que par des bains de mauve. Enfin, en peu de temps tous les doigts et la face dorsale des deux mains furent le siége de dartres pustuleuses, desquelles découlait une grande quantité de sanie aqueuse, et qui étaient tellement enflammées qu'elles occasionèrent l'engorgement des glandes axillaires. L'appétit, le sommeil et les forces étaient diminués et le teint plombé. Le traitement le plus méthodique dirigé par un des praticiens les plus distingués de Lyon ayant été sans succès, M. G... vint à Charbonnières le 4 juillet 1826; la maladie existait alors depuis trois mois environ. Il commença l'usage des eaux à la dose de huit à dix verres par jour; cette dose fut portée progressivement et dans l'espace de quinze jours jusqu'à quatorze et quinze verres par jour. M. G... prenait en même temps des pastilles soufrées, d'après le conseil de M. le docteur de La Prade.

Les eaux augmentèrent les selles, les sueurs et les urines. Le malade, qui était habituellement constipé, allait plus facilement à la selle dès le troisième jour ; les matières étaient naturelles, mais noires, effet ordinaire des eaux. Au quinzième jour survint la diarrhée, qui dura une semaine sans coliques. Au plus fort de cette évacuation le malade rendait douze à quatorze selles dans les vingt-quatre heures. Au bout de six à sept jours il se sentait affaibli; par mon conseil il di-

minua la quantité d'eau qu'il buvait, et les accidents cessèrent. Les matières contenues dans les
selles lorsque la diarrhée fut survenue, étaient
glaireuses, filantes, blanchâtres ou jaunâtres,
très adhérentes entre elles et bien différentes de
celles que le malade rendait ordinairement. Les
sueurs furent souvent partielles, la tête et les ge-
noux, surtout celui qui avait été malade, comme
je l'ai dit, en furent principalement le siége; les
urines coulèrent abondamment sans présenter rien
de remarquable.

Au trente-huitième jour, il restait à peine quelques légères traces des dartres; l'appétit, le sommeil et les forces étaient revenus; le teint avait
repris sa couleur naturelle, enfin la guérison était
complète. Cette année (1827), quoique le malade
détourné par des affaires urgentes n'ait pris les
eaux que très imparfaitement, la dartre n'a point
reparu ; on a seulement observé quelques légères
traces d'éruption sur deux doigts.

Je ferai remarquer à l'occasion de l'observation
précédente, combien sont fréquentes ces *fluxions
ambulantes* qui affectent successivement divers
organes, diverses parties du corps du même sujet; qui ont ordinairement une marche *subaiguë*,
et qui ne prennent un degré d'acuité, que lorsqu'une nouvelle cause d'excitation vient s'ajouter

à celle qui existait déjà. Ces fluxions se terminent ordinairement par suppuration ou par l'écoulement d'un fluide blanc comme des crachats, des matières blanches par les selles, des éruptions pustuleuses, etc., etc.

Les médecins humoristes et les gens du monde attribuent à l'humeur qu'ils font voyager d'un point à un autre tout le désordre qui a lieu. Je ne prétends entrer dans aucune discussion à cet égard; je ferai seulement observer que, quelle que soit la théorie du médecin, il est souvent obligé dans ce cas d'établir un cautère ou tout autre exutoire, dans l'intention de substituer un point d'irritation fixe et sans danger à une irritation irrégulière et qui peut atteindre un organe essentiel. Eh bien! les eaux de Charbonnières peuvent souvent dispenser d'avoir recours à un moyen qui répugne toujours beaucoup aux malades. En effet, pendant tout le temps qu'on les prend (et il faut les prendre pendant plusieurs années de suite), une excitation plus grande que de coutume s'établit sur la peau, les voies urinaires ou digestives; et souvent sur ces trois appareils à la fois, la dérivation a lieu, et il ne survient point d'autre inflammation. On m'objectera : 1° que je cours risque de produire le mal que je veux éviter, en donnant lieu à une gastro-entérite ou à un catarrhe vésical;

2° que dans le cas où l'on éviterait ces deux écueils, il faudrait pour obtenir des effets constants prendre les eaux toute sa vie. Je répondrai à la première objection que, d'abord, je défends les eaux à tous ceux qui ont une irritation des voies digestives; qu'en second lieu, le médecin doit surveiller les malades qui en font usage, afin de les faire suspendre ou d'en diminuer la dose avant qu'elles puissent leur être nuisibles; et enfin, que la dérivation ayant lieu sur une grande surface et sur des organes qui n'ont pas une connexité directe entre eux, on a moins à en redouter les suites que si elle avait lieu sur un seul point et sur un seul organe. Quant à la seconde objection, je répondrai que par cela même que la dérivation est très active et très étendue, il n'est pas nécessaire qu'elle soit aussi long-temps prolongée. D'ailleurs, les eaux produisent dans ce cas, sur toute l'économie, une révolution dont les effets salutaires se font souvent sentir le reste de la vie. C'est ce que l'expérience journalière démontre aux médecins inspecteurs des eaux minérales. On conçoit au reste, que je ne veux point parler ici des phlegmasies aiguës ni même subaiguës actuellement existantes.

Cinquième observation.

Marie D..., de Saint-Symphorien-le-Château, âgée de vingt-cinq ans, d'un tempérament sanguin, portait depuis plus d'un an deux dartres *squameuses humides*, qui avaient leur siége aux régions temporales et s'étendaient principalement sur la conque des oreilles. Cette maladie, qui était très douloureuse, avait été attaquée infructueusement par divers moyens, lorsque la malade vint aux eaux de Charbonnières dans le courant de l'été de l'année 1825. Après douze jours de leur usage les dartres disparurent entièrement, mais elles revinrent dans le courant de l'année. En 1826, Marie D... avait pris les eaux pendant un mois à la dose de trente-six grands verres par jour sans éprouver d'amélioration. Elle était décidée à partir et conservait peu d'espérance de guérir, lorsque je lui persuadai de persévérer encore quelque temps et surtout de diminuer beaucoup la quantité d'eau qu'elle buvait. Elle n'en prit plus que dix-huit à vingt verres pendant quinze jours : dès lors la guérison fit des progrès rapides, et depuis le printemps 1826 il ne reste pas de vestiges des dartres. Jusqu'à cette époque la malade n'était réglée que tous les trois, quatre ou six mois et encore très peu; depuis dix-huit mois la menstruation a lieu régulièrement tous les mois et assez abondamment, si ce n'est la dernière fois où une émotion très vive a causé une congestion cérébrale, et dérangé le flux menstruel. Quoiqu'à la suite de cet accident la céphalalgie fût très forte et la face très rouge, les dartres ne sont point revenues. Marie D... étant maintenant domestique chez M. le curé de Marcy, j'ai pu m'assurer par moi-même que sa guérison est complète. Je ne dois pas omettre de dire, que cette jeune fille, quoique guérie depuis plus d'un an, a cependant pris les eaux cette année pendant un mois, mais avec modération.

Sixième Observation.

Le sieur G., de Fleurieu, cultivateur, portait depuis plusieurs années une dartre rongeante qui occupait toute la lèvre supérieure, les ailes et la cloison du nez. Elle avait résisté à une foule de remèdes, entre autres au caustique de Rousselot, qui, comme il arrive lorsqu'il ne guérit pas promptement, avait exaspéré le mal.

En 1818, toute la lèvre supérieure était profondément ulcérée, ainsi que la muqueuse du nez, dans toute sa partie inférieure. L'ulcération s'étendait jusqu'aux cartilages latéraux et à celui de la cloison. La partie malade se couvrait d'une

croute qui tombait bientôt, et laissait les parties
subjacentes d'un rouge vif jusqu'à ce qu'une
croute nouvelle fût formée; il en découlait un
pus ichoreux et fétide. Plus tard, il ne se forma
plus de croute ; l'ulcère gagnait chaque jour en
profondeur; l'ichor était plus fétide et plus cor-
rodant; il enflammait par son contact les parties
saines de la peau environnante. Tout enfin indi-
quait un de ces ulcères cancéreux que l'on désigne ordinairement par le nom de chancre. Plusieurs de mes confrères consultés partagèrent
mon opinion à cet égard, et nous aurions pro-
posé l'opération, si la maladie ne s'était pas aussi étendue dans les fosses nasales. Ce fut dans
cet état que le malade vint à Charbonnières. Il
prit cette première année (1818) les eaux à une
très haute dose. Il en buvait de trente-six à trente-
huit grands verres par jour (plus de neuf litres),
aussi fut-il très fatigué. Il se fit autour des parties malades une éruption érysipélateuse accompagnée de petits boutons purulents. Il faut observer, ce que j'ai plusieurs fois remarqué depuis,
que ce nouveau type inflammatoire n'aggrava
point l'ulcère dartreux; au contraire, placé au
centre d'une inflammation plus douloureuse qu'il
ne l'avait jamais été lui-même, il semblait en
être distinct; et comme si l'érysipèle eût opéré

une espèce de dérivation , la dartre était d'un rouge moins vif, et le pus ichoreux qui en découlait était moins abondant et moins fétide. Cet état d'amélioration persista toute l'année. Le sieur G. continua l'usage des eaux pendant les deux années suivantes, il les prit plus méthodiquement , et par mon conseil il lavait tous les jours la partie malade avec l'eau minérale, d'abord mêlée avec de l'eau ordinaire , et ensuite seule. Au commencement il se lavait une fois par jour , et après quelques jours quatre ou cinq fois dans les vingt-quatre heures.

Ce moyen aida beaucoup à la guérison, qui, depuis 1821, a été complète et sans récidive.

Les dartres du genre de celle dont je viens de parler, sont très fréquentes à la campagne, surtout chez les hommes ; une circonstance qui, très probablement favorise leur apparition, est la nécessité où se trouvent ceux-ci de venir de loin pendant l'hiver pour se faire raser. Ils sortent de chez le barbier , où il fait ordinairement très chaud, avec la figure encore humide ; dans cette disposition l'action du froid irrite la peau de la lèvre supérieure et de la membrane pituitaire. Il survient un coryza, l'écoulement auquel il donne lieu revient souvent , est essuyé sur la lèvre avec le doigt indicateur, le plus souvent

52

malpropre; de là une légère inflammation qui s'augmente ensuite par le retour périodique des mêmes causes, et qui, négligé, peut dégénérer et passer à l'état de dartre.

Un préjugé qui existe à Charbonnières, c'est qu'on ne doit jamais laver les parties malades avec l'eau minérale. Il n'en est pas moins vrai que non seulement dans cette circonstance, mais encore dans beaucoup d'autres, je me suis fort bien trouvé de cette pratique, toutes les fois que l'inflammation n'était pas très active, ou après qu'elle avait diminué d'intensité.

Septième Observation.

M. F..., curé de F... sur l'Arbrêle, âgé de cinquante-huit ans, fut affecté en 1817 de cette maladie que quelques auteurs désignent sous le nom de *fièvre pétéchiale*. Les pétéchies occupaient une grande partie de la surface de la peau, surtout les membres inférieurs, et principalement la circonférence des malléoles. Après avoir duré quelque temps avec la teinte pourprée qui leur appartient, elles devinrent violettes, puis noires, s'élargirent, gagnèrent en profondeur, et enfin se convertirent en de véritables eschares gangreneuses, à la vérité peu profondes, mais qui rendaient un pus ichoreux, semblable à celui de la gangrène. Toutes les plaques ne prirent pas cet aspect : sur les membres supérieurs elles restèrent noires sans s'ulcérer. La maladie diminuait d'intensité pendant quelques mois, pour revenir ensuite avec plus de force. A chaque retour, le malade éprouvait un mouvement fébrile, et à la fin de 1817 et en 1818, la fièvre dura assez long-temps et fut accompagnée de douleurs obtuses dans diverses parties du corps, surtout à la tête, et de diarrhée ; les selles étaient noires, abondantes et fétides ; le malade avait des coliques ; tout l'abdomen était tendu et douloureux, la langue sèche, la peau aride et brûlante. Un traitement approprié fit disparaître ces accidents, mais les plaques restèrent, elles étaient cependant moins nombreuses, et elles n'étaient ulcérées que sur les extrémités inférieures, et surtout, comme je l'ai dit, autour des malléoles. C'est dans cet état qu'était le malade en 1819. Lorsqu'il ne fut plus alité, il était loin d'être guéri ; car, indépendamment des taches et des eschares, qui ne cessaient que momentanément, et qui ne disparaissaient sur un point, que pour reparaître sur un autre, M. F. éprouvait encore un état de lassitude habituel, des malaises continuels, la perte de l'appétit, quelquefois des mouvements fébriles ; les chairs étaient flasques. Au milieu de tout ce cortége de symptômes scorbutiques, les gencives ne furent pas engorgées d'une manière très sensible, quoiqu'elles parussent cependant plus gonflées que de coutume. Tous les moyens qui furent mis en usage, soit d'après mes propres lumières, soit d'après les conseils d'un des plus célèbres praticiens de Lyon, contribuèrent seulement à diminuer le mal, qui, depuis le moment où il passa à l'état chronique, resta à peu près stationnaire. En 1820 (la maladie durait depuis près de quatre ans) M. F. vint, d'après mon conseil, essayer les eaux de Charbonnières. Il y avait alors plus d'un an que la diarrhée n'était pas revenue. Il prit les eaux pendant trois années de suite; mais dès la fin de la seconde il n'existait presque plus de traces de la maladie. C'est peut-être le malade chez lequel les eaux aient le mieux passé. Il est resté à Charbonnières de dix-huit à vingt-un jours, les deux premières fois, et un mois la troisième. Il prenait de dix à quinze verres en commençant; il en prit jusqu'à dix litres dans les vingt-quatre heures pendant quelques jours. Jamais elles ne lui causèrent la moindre incommodité; elles passaient (1) par les urines et les sueurs, et il les a

(1) Cette expression, inexacte, n'est pas, par consé-

toujours bues avec plaisir : ce sont ses propres expressions.

Huitième Observation.

Marguerite Crote, de La Chapelle, département de Saône-et-Loire, d'un tempérament lymphatique, aujourd'hui âgée de vingt-cinq ans, présentait depuis ses plus jeunes années des engorgements des glandes lymphatiques de diverses parties du corps. A l'âge de huit ans, plusieurs de ces glandes s'ulcérèrent, surtout au cou. En outre, plusieurs ulcères scrofuleux se manifestèrent ; ils avaient leurs siéges à la face, au cou, à la partie supérieure de la poitrine et surtout aux extrémités inférieures ; il en existait sept à la jambe droite. Les articulations se tuméfièrent ; celle du genou droit particulièrement était très gonflée. La jambe du même côté se fléchit sur la cuisse d'une manière très prononcée, de sorte que le pied ne pouvant plus toucher le sol, la malade ne put plus marcher qu'à l'aide d'une béquille. La difficulté de la progression était encore augmentée par les ulcères qui

quent, très médicale, mais je l'emploie parce qu'elle est consacrée par l'usage, et faute d'une meilleure pour exprimer ma pensée et pour éviter une périphrase qui se reproduirait trop souvent.

existaient à la jambe du côté opposé. Toutes les ulcérations rendaient un pus aqueux très abondant. Cet état ne fit qu'augmenter jusqu'à l'âge de dix-neuf ans. Alors toute la face, qui, depuis plusieurs années était entièrement recouverte de croutes épaisses qui tombaient de temps en temps et laissaient les ulcérations à nu ; la face, dis-je, et surtout les yeux, devinrent encore plus malades. Les paupières étaient éraillées, renversées en dehors ; les cils étaient tombés en grande partie, surtout ceux des paupières inférieures. Il existait un épiphora habituel ; l'angle interne de l'œil gauche était le siége d'un ulcère profond qui avait détruit en partie la paroi antérieure du sac lacrymal, et les larmes se mêlant à la sanie qui en découlait contribuaient à rendre le tableau encore plus hideux. Il existait aussi une tache sur la partie inférieure de la cornée.

Tel était l'état déplorable de cette malheureuse fille, lorsqu'elle vint à Charbonnières en 1822.

La première année, elle prit les eaux pendant trois mois, à la dose de trente verres par jour (environ sept litres).Elle en fut fatiguée, surtout à la fin, l'éruption fut augmentée momentanément ; sans que par la suite il survînt aucune amélioration bien sensible dans la maladie. Cependant les règles parurent pour la première fois au bout d'un mois , et depuis, elles sont toujours venues régulièrement aux époques ordinaires. La seconde année, la malade diminua un peu la dose des eaux ; mais elle les prit encore trois mois de suite. Cette fois elle se trouva d'abord sensiblement mieux, les croutes de la figure tombèrent et furent remplacées par d'autres beaucoup plus étroites ; l'ulcère de l'angle de l'œil devint moins profond ; les autres diminuèrent d'étendue; la jambe droite fut moins fléchie ; toute la maladie se présentait sous un aspect plus satisfaisant jusqu'au soixantième jour. Alors survint la dysenterie : la malade avait des selles très fréquentes, des ténesmes encore plus fréquents ; le ventre et l'épigastre étaient douloureux et tendus; il y avait des vomissements de matières glaireuses et des envies de vomir sans résultat , enfin tous les symptômes d'une gastro-entérite. Malgré cet état, la malade continua à boire jusqu'à ce que la gastro-entérite fût devenue tout-à-fait aiguë. Alors elle fut transportée à l'Hôtel-Dieu de Lyon, où elle fut long-temps entre la vie et la mort. Lorsqu'elle fut entrée en convalescence, elle retourna chez elle ; là , elle mangea beaucoup pour satisfaire un appétit extraordinaire ; ce qui lui causa une légère rechute. La gastrite se manifesta de nouveau ;

mais elle fut bientôt arrêtée dans sa marche par la diète et quelques boissons délayantes. Il n'en fut pas de même de l'affection scrofuleuse , dont tous les symptômes reparurent avec la même intensité que deux ans auparavant ; néanmoins la malade ne se découragea pas, et le désir de guérir la ramena à Charbonnières en 1824. Cette fois elle but une moins grande quantité d'eau à la fois; elle en interrompait pour quelque temps l'usage dès qu'elle en était incommodée, et quoiqu'elle les prît plus long-temps que les années précédentes (pendant quatre mois environ), elles n'occasionèrent aucun accident.

La guérison fit des progrès rapides, et ils furent plus constants qu'en 1823. La malade se conduisit de même en 1825, et vers la fin de la saison des eaux, elle était à peu près guérie complétement. Ainsi, maintenant elle marche sans béquille et très facilement; il ne lui reste qu'une légère claudication. La peau des joues est rouge, mais sans traces d'ulcération ; les paupières, dépourvues d'une partie des cils, sont du reste entièrement saines. Cette fille a de beaux yeux , et celui du côté gauche ne présente pas la moindre marque de la tache qu'on y remarquait; les cicatrices du cou et de la poitrine sont très marquées , mais la peau est de couleur naturelle. Quant aux cicatrices des extrémités inférieures, plusieurs, surtout celles de la jambe droite, sont très profondes ; mais complétement fermées.

Marguerite Crote, qui s'est fixée à Charbonnières, et qui est maintenant loueuse de chaises à l'entrée de la grande allée, jouit d'une santé parfaite. Elle a continué de prendre de temps en temps les eaux par reconnaissance.

J'ai donné quelque extension à l'observation que l'on vient de lire, parce qu'elle offre à la fois un des exemples les plus remarquables de l'efficacité des eaux lorsqu'elles sont prises méthodiquement, et des effets nuisibles qu'elles peuvent avoir lorsqu'on les prend sans règle et sans mesure.

Neuvième Observation.

Catherine Cancade, de Rive-de-Gier, âgée de douze ans, portait depuis plusieurs années des plaques plus ou moins étendues de *teigne furfuracée* sur le cuir chevelu. Le sommet de la tête et la région temporale droite en étaient surtout le siége ; celle-ci principalement était entièrement recouverte par des croutes épaisses. La maladie faisait toujours de nouveaux progrès, lorsque la malade vint à Charbonnières, au mois de juillet 1826. Je lui fis d'abord prendre les eaux pendant huit jours à la dose de dix à douze petites verrées par jour. Je fis ensuite asperger matin et soir les croutes avec l'eau de la fontaine, peu d'instants après qu'elle avait été puisée , et en observant de la faire tomber goutte à goutte, afin qu'elle pût pénétrer. Aussitôt après on saupoudrait les mêmes parties avec de la poudre de charbon pilé, mêlée avec de la fleur de soufre. On continuait en même temps de faire prendre les eaux à l'intérieur; la dose fut augmentée de trois verres. Après vingt-cinq jours de ce traitement, les croutes qui n'étaient pas tombées depuis long-temps étaient entièrement détachées, et la peau dans la plus grande partie du siége de la maladie ne différait du reste du cuir chevelu que par un peu de rougeur.

Un mois après que la jeune malade fut de retour chez elle, les croutes revinrent, mais moins épaisses et surtout moins larges. Elles tombèrent de nouveau et ne reparurent plus. La guérison fut dès lors complète.

La jeune personne a repris les eaux cette année (1827), et j'ai pu me convaincre par mes propres yeux qu'il n'existe pas la plus légère trace de la maladie dont elle était atteinte, de telle sorte qu'il est impossible de reconnaître sur quelle partie de la face et du cuir chevelu elle avait eu son siége.

Dixième Observation.

Mme R... eut, en 1823, un dépôt à la jambe qui survint à la suite de l'allaitement, et fut par cela même caractérisé de dépôt de lait. Au dépôt succéda un ulcère vaste et profond qui résista pendant plus d'un an aux moyens méthodiques employés par un médecin instruit.

Enfin un remède de *commère* parvint, au dire de la malade, à le cicatriser ; mais il survint aussitôt après une éruption de petits boutons pustuleux dans diverses parties du corps et surtout au front. Ces boutons étaient accompagnés d'un prurit et d'une cuisson assez fatigants pour troubler le sommeil. Les eaux prises pendant vingt jours, dans la matinée seulement, les firent complétement disparaître. Dans le courant de l'année 1826 le front est de nouveau devenu le siége d'une éruption semblable à la précédente, quoique moins intense, et pour laquelle la malade a eu également recours aux eaux.

Dans les premiers jours elle en consommait quatre litres dans l'espace de trois heures, et faisait immédiatement après trois quarts de lieue pour retourner chez elle ; ce qui occasionait une sueur extraordinaire, une grande lassitude, des nausées, des étourdissements, une forte céphalalgie, des douleurs à l'épigastre, etc, et les boutons restèrent stationnaires; mais dès que, par mon conseil, elle eut réduit d'un tiers la quantité d'eau qu'elle buvait, et qu'elle eut mis une heure de plus à la boire, les boutons eurent bientôt disparu et avec eux tous les accidents dont je viens de parler.

Les eaux de Charbonnières ont une grande réputation dans les maladies dites *laiteuses*. En bonne physiologie je sais que ce mot est vide de sens, si l'on entend par là le transport du lait en nature, du sein sur un autre point; mais il arrive ici, ce que l'on remarque toutes les fois qu'un écoulement quelconque, naturel ou pathologique, se supprime brusquement, que l'irritation se porte sur un autre point : je pense que c'est ainsi que l'on doit entendre aujourd'hui les *métastases*. Or, dans ces cas, si ce n'est pas sur l'estomac ou sur le tube intestinal que la métastase a eu lieu, les eaux de Charbonnières sont toujours très avantageuses, et principalement lorsque la peau en est affectée.

Onzième Observation.

Jean Duvernay, résidant à Saint-Germain sur l'Arbresle, eut en 1824 une fièvre quarte dont les accès étaient très forts et laissaient le malade dans un état de prostration complet. Il employa

d'abord des remèdes empiriques qui faisaient cesser la fièvre pendant quelques jours ; mais elle re-
paraissait bientôt. Il vint me consulter ; je lui
prescrivis le sulfate de quinine : deux fois la fièvre disparut ; mais soit que le malade ne fît pas
assez long-temps usage du sel de quina, soit qu'il
s'exposât de nouveau aux causes qui avaient primitivement donné lieu à la fièvre , celle-ci reve-
nait toujours. Il alla, sans succès, chercher des secours à l'Hôtel-Dieu de Lyon au mois de juin 1825.
A son retour, il était d'une maigreur remarquable ; la peau était terne et safranée , la faiblesse
très grande , le sommeil interrompu et de courte
durée ; la rate était engorgée et douloureuse ; la
digestion se faisait passablement, excepté le jour
de la fièvre , et les voies digestives étaient en assez
bon état. Ce fut à cette époque et dans cette situation que Duvernay vint à Charbonnières. Après
quelques jours de l'usage des eaux prises à une
dose assez forte , la fièvre disparut complétement;
mais le malade sentant que la trop grande quantité de liquide qu'il buvait le fatiguait , en diminua la dose. Dès lors l'appétit et les forces revinrent ; le teint devint meilleur ; il reprit un peu
d'embonpoint ; l'engorgement de la rate diminua ,
mais ne disparut pas complétement, et sans cette
circonstance la santé aurait été parfaite. Les cho-

ses restèrent dans cet état pendant un an, c'est-à-dire jusqu'au mois de juin 1826, époque à laquelle la fièvre reparut. Dès les premiers accès Duvernay revint aux eaux, et sa maladie fut rapidement arrêtée dans sa marche. Enfin, après vingt-quatre jours, il partit dans un état parfait de santé; la rate, qui, au retour de la fièvre, s'était de nouveau engorgée, avait repris son volume ordinaire, et ne faisait sentir aucune douleur à la pression.

Douzième Observation.

Antoinette Charmet, âgée de cinquante ans, de la commune d'Ancy, canton de Tarare, fit, à l'âge de vingt-six ans, un effort violent pour lever un fardeau pesant. A la suite de cet effort, elle ressentit une douleur assez forte à l'épigastre, laquelle augmentait et était accompagnée d'un sentiment de pesanteur et de malaise, après que la malade avait mangé. Cette fille n'étant pas fortunée fit peu d'attention à son état, et ne changea rien à son régime. Bientôt tous les symptômes s'accrurent, et après quelques mois, la malade ne pouvait prendre les aliments les plus légers sans éprouver des douleurs excessives, des hoquets et des éructations très bruyantes, qui existent encore aujourd'hui et qui sont vraiment remarquables par leur fréquence, par le bruit dont elles sont suivies et par l'espèce de cri qui les accompagne. Ce cri a quelque chose de particulier, et ressemble un peu à celui que font les enfants atteints de la coqueluche au moment de l'inspiration pendant les quintes de toux; mais il est beaucoup plus fort. Sa fréquence a souvent forcé la malade à quitter le service divin. J'avoue que la première fois que je l'entendis cet état me parut tellement singulier que je crus qu'il y avait dans cela un peu de charlatanisme; mais depuis, j'ai été convaincu que cette pauvre fille n'avait aucun intérêt à simuler sa maladie. Pendant les premières années, l'état dont je viens de parler était presque continuel, parce que la malade mangeant fort peu à la fois était obligée de manger souvent, ce qui ramenait toujours la crise, qui se prolongeait ordinairement assez avant dans la nuit et empêchait le sommeil. Elle était plus forte et plus longue lorsque la fille Charmet prenait des aliments excitants, qu'elle mangeait plus que de coutume, qu'elle avait des peines morales, ou bien encore lorsque l'état de l'atmosphère changeait. Cette triste situation durait depuis neuf ans, et tous les moyens employés pour obtenir la guérison avaient été sans succès, lorsque la malade vint aux eaux de Charbonnières. Elle en prit d'abord beau-

coup, et quoiqu'elles l'eussent fatiguée considérablement, les crises n'en diminuèrent pas moins
sensiblement d'intensité et de fréquence. Après
quelques semaines, de retour chez elle, la malade
put manger divers aliments et en particulier des
pommes de terre, dont depuis long-temps elle
ne pouvait faire usage; mais après quelques mois
la maladie reprit sa première intensité. La seconde
année, la malade prit les eaux avec plus de modération, le soulagement fut plus prompt et plus
durable. Enfin, depuis quinze ans la fille Charmet vient tous les étés à Charbonnières, elle y
passe ordinairement toute la saison des eaux, y
reste même assez tard et souvent, comme cette
année par exemple, long-temps après qu'il n'y
a plus de buveurs.

Elle ne prend plus maintenant les eaux qu'à une
dose très modérée, du moins comparativement
aux autres malades; et pendant le temps qu'elle
est à Charbonnières, elle n'a que très rarement
des crises. Le mieux continue pendant quatre,
cinq ou six mois; mais à mesure qu'elle s'éloigne
du moment où elle a cessé de faire usage des eaux
minérales elle est moins bien, et au printemps,
elle est toujours dans le même état que les premières années; aussi elle vient à Charbonnières
aussitôt qu'elle le peut, et dès les premiers jours

elle est soulagée. Cette malheureuse fille, qui est aveugle, est bien décidée à se faire conduire aux eaux chaque année, tant qu'elle pourra y venir.

On me dira que la maladie que je viens de décrire, est manifestement une affection nerveuse de l'estomac, et qu'elle prouve que les eaux ne sont pas nuisibles dans ces maladies comme je l'ai avancé. Je répondrai que, 1° je n'ai point dit qu'elles le fussent toujours; au contraire les maladies nerveuses présentent tant d'anomalies, qu'on ne peut jamais établir à leur égard de règles générales, sans indiquer en même temps de fréquentes exceptions; 2° lorsque la maladie est très chronique, une légère excitation n'est pas alors aussi à craindre que quand elle est plus aiguë; 3° enfin, dans des cas semblables à celui de la fille Charmet, lorsque tous les autres moyens ont été infructueux, il est permis d'essayer l'emploi des eaux : à la vérité, on agit alors empiriquement; mais sous les yeux d'un médecin prudent, cette méthode peut quelquefois être avantageuse, et n'est jamais nuisible; au reste, on ne doit jamais y avoir recours que quand on a tenté sans succès un traitement plus rationel.

Je pourrais rapporter un plus grand nombre d'observations, mais si je voulais consigner ici toutes celles que j'ai recueillies, je dépasserais de beaucoup les limites que je me suis imposées. Ce qui précède suffira sans doute pour donner une idée de l'importance des eaux minérales dont je m'occupe et des propriétés remarquables qu'elles possèdent ; mais en me bornant pour mes observations particulières à celles qu'on vient de lire, je dirai succinctement et sans entrer dans des détails circonstanciés quels sont les effets salutaires ou nuisibles des eaux dans les maladies que j'ai eu occasion de voir à Charbonnières. Pour que ce tableau fût complet, il faudrait passer en revue toute la pathologie ; mais je ne puis dire que ce que j'ai vu ; et quoique j'aie observé un grand nombre de malades, il est encore plusieurs affections sur lesquelles je ne pourrai prononcer que par analogie. Par la même raison je ne m'astreindrai point à un ordre nosologique ; le cadre que j'aurais tracé offrirait trop souvent des lacunes. Je suivrai donc mes notes telles qu'elles se présenteront.

On a déjà pu remarquer que c'est surtout dans les maladies de la peau (1) que les eaux de Charbonnières ont une efficacité incontestable et, pour

---

(1) On pense bien que je n'entends point parler ici des maladies de la peau qui existeraient en même temps qu'une affection grave des voies digestives ou de tout

ainsi dire, constante, lorsqu'elles sont prises assez long-temps et méthodiquement.

Parmi les maladies cutanées, celles où le succès est le plus remarquable, sont les dartres de toute espèce; et n'eussent-elles que cette propriété, les eaux de Charbonnières seraient par cela seul assez dignes de fixer l'attention des gens de l'art et du gouvernement. Leurs bons effets dans les maladies cutanées ne se bornent pas au moment où la maladie existe sur la peau, ils s'étendent encore aux affections qui sont produites par la répercussion de l'exanthème, pourvu que cette répercussion n'ait pas produit une gastro-entérique actuellement existante. (Voyez l'observation troisième.)

Plusieurs fois ces eaux ont guéri des scorbutiques qui avaient en vain eu recours à d'autres moyens médicaux. (Voyez l'observation septième.)

Il en est de même des affections scrofuleuses (Voyez l'observation huitième). On sait que ces maladies sont le plus ordinairement au dessus des ressources de l'art. Je suis surpris qu'on n'ait

autre organe, comme une phthisie pulmonaire. La maladie de la peau n'étant dans ce cas que secondaire n'est pas celle qui doit le plus fixer l'attention du médecin.

pas plus souvent recours aux eaux de Charbonnières dans leur traitement; je suis persuadé qu'on
en retirerait de grands avantages; car, outre l'exemple de Marguerite Crote, je pourrais citer plusieurs autres cas de succès, et particulièrement
celui d'une jeune fille, compagne de Marguerite,
qui, sans avoir été dans un état aussi déplorable
que celle-ci, n'en présente pas moins un exemple remarquable de guérison. J'appelle toute l'attention des praticiens sur ce nouveau moyen thérapeutique.

Il existe, surtout à Lyon dans la classe du peu-
ple, un grand nombre de scrofuleux qui vont ordinairement chercher un refuge à l'Hôtel-Dieu,
et malgré les soins les mieux dirigés, ils en sortent souvent plus malades qu'ils n'y sont entrés,
parce que tout ce qui les entoure concourt à augmenter le mal, tandis que l'air seul de la campagne contribuerait puissamment à leur rendre la
santé.

Les eaux de Charbonnières sont employées avec
succès pour combattre l'aménorrhée, soit que les
règles n'aient point encore paru ou qu'elles soient
diminuées, supprimées, ou accompagnées de
douleurs chaque fois qu'elles paraissent. (Voyez
l'observation cinquième et la huitième.)

Mlle V..., de Langres, éprouvait ordinairement

des douleurs très vives dans l'utérus, dans les lombes et dans les parties inférieures de l'abdomen aux approches des règles; pendant son séjour à Charbonnières elles vinrent deux fois, sans occasioner la plus légère incommodité.

Il arrive quelquefois que l'évacuation menstruelle est d'abord diminuée ou retardée plutôt qu'augmentée ou avancée par l'usage des eaux, surtout si l'on en boit trop. Mais si l'on persévère et qu'on en boive modérément, indubitablement l'évacuation se fera mieux par la suite, quoique ce changement avantageux n'ait quelquefois lieu que trois ou quatre mois après que les malades sont de retour chez elles.

C'est dans ces cas surtout que l'exercice et le séjour de la campagne sont de puissants auxiliaires.

On sait avec combien de peines et de dangers les femmes passent cette époque de leur vie que l'on désigne sous le nom d'*époque critique*. Il en est même beaucoup qui, après avoir échappé aux maladies aiguës qui surviennent souvent après les premiers mois de la cessation des règles, ne peuvent cependant jouir d'une bonne santé qu'en remplaçant l'évacuation qui finit, par un exutoire artificiel, tel qu'un cautère. Eh bien ! l'usage des eaux pendant deux ou trois ans peut les dispenser d'avoir recours à un moyen aussi désagréable. Je ne veux pas dire qu'elles conviennent toujours dans les cas dont il s'agit ; mais dans beaucoup de circonstances, en ouvrant plusieurs voies d'évacuation, elles rempliront le même but qu'un émonctoire artificiel et n'auront pas les mêmes inconvénients. Pour ce qui concerne les maladies dites *laiteuses*, les prétendus dépôts de lait, voyez la neuvième observation.

J'ai vu plusieurs fois des fièvres intermittentes et rémittentes, rebelles à d'autres remèdes, guérir par l'usage des eaux, surtout lorsque ces fièvres sont accompagnées d'engorgement du foie ou de la rate. (Voyez la dixième observation.) Je ne conseillerais cependant point aux malades atteints de ces maladies de venir de prime abord chercher leur guérison à Charbonnières : ils l'obtiendront en général bien plus facilement et à moins de frais par le moyen du quina, et surtout du sulfate de quinine, bien administrés ; mais quand ce moyen aura manqué son but, ils auront une ressource précieuse dans l'emploi des eaux.

Je pense qu'elles pourraient être très utiles aux Bressans, parce qu'indépendamment de la propriété fébrifuge des eaux, ils y joindraient encore l'avantage inappréciable du changement d'air. J'ai vu cette année trois malades de ce pays à Charbonnières; deux avaient, l'un, le foie ct, l'autre, la rate engorgés et tuméfiés. Lorsqu'ils y vinrent , ils n'avaient depuis quelque temps que des accès de fièvre irréguliers et revenant par intervalle. Ils restèrent vingt ou vingt-cinq jours seulement, et lorsqu'ils partirent, ils étaient , sinon guéris , du moins beaucoup mieux. Les organes engorgés étaient moins volumineux et moins durs. Ils n'avaient pas eu de mouvement de fièvre dès les premiers jours. Le troisième malade était une femme qui avait un commencement d'ascite. Dès le début, elle fut tellement fatiguée qu'elle fut obligée de garder le lit.

Je lui conseillai de cesser de suite l'usage des eaux. Ce n'est point dans ces cas désespérés que l'on doit les recommander; et en général, pour les prendre avec fruit dans les engorgements inflammatoires des organes parenchymateux, tels que le foie et la rate, engorgements désignés sous le nom d'*obstructions*, il faut, d'une part, que l'inflammation ne soit point aiguë, et, d'autre part, que la maladie ne soit pas tellement avancée qu'il y ait déjà un commencement d'hydropisie. Il en est de même des fièvres intermittentes.

Ce n'est pas seulement dans les engorgements des organes parenchymateux que les eaux sont avantageuses, elles opèrent quelquefois avec une promptitude remarquable la résolution des engorgements des glandes lymphatiques, soit que la tuméfaction de ces glandes soit produite par le vice scrofuleux ou par tout autre cause.

Mlle D..., de Lentilly, à la suite d'une suppression de transpiration, sentit une douleur au dessous de la mâchoire inférieure, bientôt une des glandes sous-maxillaires se tuméfia et fit sous la peau une saillie de la forme et de la grosseur d'un œuf de pigeon. On employa en vain pendant plusieurs mois des cataplasmes émollients, résolutifs, fondants, etc. Mlle D... vint aux eaux pour une autre cause ; à peine y était-elle depuis huit jours qu'il n'existait pas la moindre trace de tuméfaction dans l'endroit où la glande faisait saillie, quoiqu'on n'eût fait sur celle-ci aucune application.

Les eaux sont souvent favorables dans les leucorrhées, lorsque cette maladie n'est pas accompagnée ou plutôt compliquée de douleurs de l'estomac, ou que ces douleurs sont seulement sympathiques et sans inflammation de cet organe. Je dois avouer aussi qu'il est arrivé plusieurs fois qu'elles ont été sans succès, même dans les circonstances où il n'y avait pas de complication apparente.

Ne pourrait-on pas les employer aussi dans ce

cas en injections, comme cela se pratique à Château-Neuf, département du Puy-de-Dôme ? Je pense que ce mode d'administration serait utile toutes les fois que la leucorrhée serait chronique, sans être cependant *constitutionnelle* (1).

Les eaux de Charbonnières sont réputées efficaces contre la gravelle, et pour faire *fondre les pierres* contenues dans la vessie. Dans le premier cas que j'avoue n'avoir jamais observé, je pense qu'en augmentant considérablement la sécrétion des urines, elles peuvent et doivent favoriser le passage des graviers à travers les canaux excréteurs.

Je ne parle ici du second cas, c'est-à-dire des calculs de la vessie, que pour chercher à dissuader les malheureux qui se laissent abuser par une vaine espérance de guérison. Sans doute les eaux sont moins nuisibles que la plupart des autres prétendus *lithontriptiques* qu'on introduit par l'estemac; mais elles n'en ont pas moins l'inconvénient de détourner les malades de l'emploi de moyens plus rationels et d'augmenter l'irritation des voies urinaires.

Indépendamment de la guérison de Catherine Cancade dont j'ai rapporté l'observation (voyez

(1) Je me propose de l'essayer.

la neuvième observation), j'ai obtenu encore par le même procédé, une amélioration bien sensible chez deux autres sujets atteints de teignes faveuses (*tinea favosa*); mais les malades, contre mon attente et malgré mes conseils, n'ont pris les eaux que trois semaines et n'y sont pas revenus l'année suivante. On a tout lieu de penser que, d'après les bons effets qu'ils avaient éprouvés d'un séjour aussi court à Charbonnières, ils seraient guéris s'ils y fussent revenus encore une ou deux fois.

Si l'expérience confirme l'efficacité des eaux pour la cure des teignes, combien ce moyen serait préférable au procédé douloureux que l'on employait il n'y a pas encore long-temps dans les hôpitaux de Lyon (1), et souvent infructueusement.

J'ai retiré de grands avantages de l'emploi des eaux dans une maladie des enfants qui a beaucoup d'analogie avec la teigne; c'est celle que l'on

(1) Je veux parler de la calotte. Cette méthode de traitement, exclusivement confiée à des sœurs, est, il faut l'avouer, quoique cruelle, la plus sûre de toutes, si l'on en excepte celle, plus douce, des frères *Mahon* par laquelle on vient de la remplacer; mais celle-ci est encore un secret, et par conséquent n'est pas à la portée de tout le monde.

désigne sous le nom de *croûtes laiteuses*, *teigne humide des enfants*, *achores*, et plus connues vulgairement sous le nom d'*humeur de rache*. Je l'ai aussi fait employer dans ce cas, à l'intérieur et à l'extérieur; mais alors il ne faut asperger que les croutes sèches ; en humectant celles qui fluent, la fraîcheur de l'eau et sa propriété astringente pourraient produire une répercussion nuisible. Lorsque cette répercussion est produite par tout autre cause, les eaux prises à l'intérieur ont ordinairement une grande efficacité.

Il en est de même dans les ophthalmies chroniques en général; mais surtout dans celles qui surviennent à la suite de la maladie précédente, ou qui sont dartreuses. Après avoir fait boire quelque temps le malade, je lui fais laver les yeux avec l'eau minérale, d'abord coupée avec moitié d'eau commune, et ensuite pure.

On doit encore mettre au nombre des maladies que les eaux guérissent presque constamment, l'ictère chronique (jaunisse) et les dépôts produits par la répercussion de la galle, soit qu'il y ait eu une collection pullulente, ou que la métastase se soit faite sur un organe quelconque.

Jetons maintenant un coup d'œil sur quelques-unes des maladies dans lesquelles les eaux de

Charbonnières sont pernicieuses. Je ne parlerai pas des maladies aiguës : ce n'est pas pour celles-là qu'on vient réclamer le secours des eaux minérales ; ou si cela arrive, c'est très rarement, et le plus souvent le malade en est la victime.

Nous avons déjà vu que les gastrites, les gastro-entérites, et les maladies nerveuses, surtout les névroses de l'estomac, soit que ces affections existent seules ou comme complication, contre-indiquent presque toujours l'emploi des eaux. On a pu voir aussi, en lisant ce que j'ai dit des effets généraux des eaux sur l'économie animale, qu'elles augmentent considérablement l'irritation sanguine des organes de la digestion. Si, malgré ces premiers symptômes, les malades persistent à vouloir en faire usage, la maladie augmente et a quelquefois les suites les plus graves ; s'il n'existe qu'une cardialgie les douleurs deviennent quelquefois intolérables et obligent de cesser leur emploi ; c'est encore bien pis s'il existe une de ces affections que l'on désigne sous le nom de maladie organique, comme un cancer de l'estomac ou du pylore. Dans tout état de choses, la maladie est toujours plus ou moins aggravée après les eaux ; il ne faut cependant rien exagérer. Ainsi, comme je l'ai dit, dans certaines *dyspepsies*, pour me servir de l'expression des anciens, les eaux peuvent convenir. De même, s'il est rare que dans les névroses des organes digestifs elles n'augmentent pas la douleur, cela arrive cependant quelquefois ; comme aussi, il est des circonstances, à la vérité plus rares encore, où elles produisent un changement favorable. Outre l'exemple cité dans la douzième observation, j'ai vu cette année à Charbonnières une jeune demoiselle qui présentait cet état que je désigne sous le nom de *dyspepsie saburale*, mais qui, de plus, éprouvait des douleurs assez vives dans l'estomac, surtout dans le moment de la digestion ; cette demoiselle fut soulagée dès qu'elle eut pris les eaux pendant quelques jours, au point de ne plus ressentir de douleurs. Étant retournée à Lyon, un jour seulement, elle fut très fatiguée après avoir mangé, ce qui ne lui arrivait pas lorsqu'elle avait bu quelques verres d'eau avant le repas.

Si la maladie de l'estomac est légère, qu'il y ait très peu de douleur et qu'elle existe en même temps qu'une maladie pour laquelle les eaux sont ordinairement très avantageuses, comme une dartre, on peut encore les faire prendre en les mitigeant, et en usant des précautions que j'indiquerai dans le chapitre suivant. C'est ce que j'ai fait plusieurs fois avec avantage pour les malades ; mais il faut alors surveiller ceux-ci, et faire cesser les eaux dès que l'estomac devient trop douloureux. On peut appliquer ce que je viens de dire des névroses de la digestion à toutes les autres ; à quelques exceptions près, les eaux de Charbonnières sont plus ou moins nuisibles à toutes.

Elles sont aussi désavantageuses dans la plupart des maladies du poumon et des plèvres. L'eau minérale est très fraîche, et il est bien connu depuis long-temps que les boissons froides sont nuisibles dans les maladies de l'organe pulmonaire, en ce qu'elles diminuent la transpiration cutanée (1) et par là augmentent l'afflux des humeurs vers le poumon, en même temps que, le plus ordinairement, elles suppriment la sécrétion des crachats. Si à ces considérations on ajoute la propriété excitante des eaux, on ne sera pas surpris qu'elles soient nuisibles dans les maladies dont il s'agit. Les réflexions qui précèdent sont aussi applicables en partie aux rhumatismes articulaires ; en effet, les boissons chaudes, celles qui portent à la peau sont celles qui leur conviennent, et quoique les eaux provoquent souvent une action très énergique de l'organe cutané, cet

(1) Nous avons vu que d'abord les eaux sèchent et resserrent la peau chez les personnes mêmes qui doivent transpirer beaucoup un peu plus tard.

effet n'a pas toujours lieu et n'est jamais que con-
sécutif. Aussi les rhumatismes sont-ils souvent
aggravés par l'usage des eaux minérales, ce qui
tient beaucoup à la disposition des lieux : Charbonnières, où l'air est d'ailleurs très pur, étant
situé entre deux collines, cette situation y entre-
tient la fraîcheur et augmente l'agrément de son
séjour pendant l'été, mais le rend en même temps
nuisible aux affections rhumatismales. C'est surtout la grande allée conduisant à la fontaine, qui
est pernicieuse pour les personnes atteintes de
ces maladies. Il en est de même pour les dépôts
froids, surtout ceux qui ont leur siége dans les
articulations. J'ai vu un jeune homme qui avait
de ces dépôts à la partie postérieure de l'articulation du genou, et qui, après quatre jours de séjour à Charbonnières, ne pouvait plus marcher
même avec des béquilles, ce qu'il faisait lorsqu'il
arriva. Il était obligé de rester près de la fontaine
toute la journée, et on l'emportait le soir. Le mal
ne faisant qu'empirer, il repartit bientôt. Je n'ai
jamais remarqué que les eaux aient été avantageuses aux hydropiques, et très souvent elles leur
ont été pernicieuses. En général, il faut éviter
d'introduire une grande quantité de liquide dans
l'estomac des malades atteints de cette maladie ;
or, les eaux n'agissent activement qu'autant

qu'elles sont prises à une certaine dose. Elles sont encore plus nuisibles dans les hydropisies aiguës que dans celles qui sont chroniques. La femme Dru, de Fleurieu-sur-l'Arbresle, avait eu une péritonite promptement suivie d'une ascite qui fit des progrès très rapides. Malgré l'avis de son médecin ordinaire et le mien, elle voulut venir à Charbonnières. Elle souffrit beaucoup du voyage. En arrivant elle avait beaucoup de fièvre; elle n'en voulut pas moins prendre les eaux, qu'on lui apportait dans son logement, et persuadée, d'après l'opinion publique, qu'elles lui seraient avantageuses par la suite, par cela même qu'elles lui faisaient beaucoup de mal dans le moment, elle en but jusqu'à l'instant de sa mort, qui eut lieu deux jours après son arrivée.

J'ai vu cette année (1827), à l'hôtel du Sauvage, un exemple absolument semblable; seulement la mort a été un peu moins prompte. Il est probable que les deux personnes dont je viens de parler ne seraient pas guéries; mais bien certainement l'usage des eaux a accéléré la terminaison funeste de leur maladie.

On vante les eaux de Charbonnières pour la cure des maladies syphilitiques. Je n'ai jamais vu qu'elles eussent une grande efficacité dans cette maladie. Elles diminuèrent l'écoulement

chez un jeune colporteur qui avait depuis long-
temps une blennorrhagie ; mais un perruquier
qui avait une syphilis constitutionnelle et qui présentait à l'anus cette excroissance charnue dési-
gnée sous le nom de *crista galli*, fut atteint, après
en avoir bu pendant quelques jours, d'une colite
aiguë. Le fondement devint très douloureux,
l'excroissance charnue s'enflamma au point de
rendre l'évacuation des matières fécales très difficile et très douloureuse, quoiqu'elles fussent
très liquides.

Le tableau que je viens de tracer est sans doute
bien incomplet ; mais, tel qu'il est, je pense qu'il
ne sera pas dénué d'intérêt, parce que, d'après ce
que j'ai rapporté, on pourra juger par analogie
des autres maladies dans lesquelles les eaux de
Charbonnières peuvent être avantageuses ou nuisibles.

Précautions hygiéniques

QU'IL EST NÉCESSAIRE D'OBSERVER PENDANT L'USAGE

DES

EAUX DE CHARBONNIÈRES.

Je donnerai dans ce chapitre, aux malades qui veulent prendre les eaux de Charbonnières avec succès, quelques conseils fondés sur l'expérience encore plus que sur le raisonnement, et qui par cela même ne seront pas sans utilité.

RÉGIME.

ARTICLE PREMIER. La chose qu'il importe le plus d'observer pendant que l'on prend les eaux, c'est le régime. Pour savoir quels sont les aliments et les boissons que l'on doit préférer, et quels sont ceux dont il faut s'abstenir, il faut se rappeler ce que nous avons dit des effets que produisent les eaux. 1° Elles activent la circulation. 2° Elles excitent les voies digestives. 3° Elles produisent un dégagement considérable de gaz, et distendent l'estomac. Il faudra donc éviter les aliments et les boissons qui pourraient augmenter ces effets : ainsi l'on proscrira tous les aliments de haut goût, comme les viandes salées, le gibier, les mets épicés, la plupart des fritures, les fromages vieux, les viandes substantielles, comme celle de porc, etc. Les corps gras, tels que le beurre, l'huile, les graisses animales en général conviennent peu ; cependant comme ces substances entrent dans presque tous les apprêts de cuisine, on ne les excluera pas, mais on aura soin qu'elles ne soient point rances, et qu'elles ne soient pas soumises trop long-temps à l'action du feu, qui développe l'acide sébacique et les rend très difficiles à digérer. La pâtisserie, les gâteaux, la brioche, le pain frais, sans être des aliments aussi stimulants, exigent un grand travail de la part de l'estomac pour être digérés, et, à ce titre, doivent être rejetés.

Parmi les végétaux, ceux qu'il faut éviter comme stimulants sont : les raiforts, les diverses espèces d'ail, le céleri cru, etc., etc.

Les aliments dont je viens de parler activent la

circulation, et augmentent l'irritation des voies digestives. Parmi ceux que l'on doit éviter comme donnant lieu au dégagement des gaz et à la distension de l'estomac, sont les suivants :

Les légumes, comme les pois, les haricots, les lentilles, les fèves, etc.; la courge, les concombres, le melon, etc. Les asperges méritent aussi en partie le même reproche, de plus elles excitent les voies urinaires sur lesquelles les eaux portent aussi leur action, et cette double excitation peut être nuisible.

Les végétaux crus, comme la salade, les fruits crus, non mûrs, et pris en trop grande quantité, doivent être rangés dans la même classe, et ont de plus l'inconvénient d'être acides, et ceux-ci ne conviennent point aux buveurs, soit parce qu'ils sont légèrement excitants, soit parce qu'ils augmentent l'astriction produite par les eaux, peut-être aussi parce qu'ils ont une action chimique sur les matériaux qui minéralisent celles-ci.

Les aliments que je viens d'énumérer, n'ayant pas à beaucoup près les mêmes inconvénients que ceux qui sont excitants, les buveurs ne s'en priveront pas entièrement, mais ils en useront sobrement.

Les mets que l'on devra préférer sont ceux qui, sous le moindre volume possible, contiennent le

plus de matériaux nutritifs, et qui en même temps
ne sont ni excitants, ni acides.

On peut placer au premier rang les farineux,
tels que le riz, la semoule, le vermicelle, etc.;
les pâtes de Gênes, pourvu qu'elles soient apprê-
tées sans fromage, la fécule de pomme de terre pré-
parée de diverses manières. J'observerai, à l'égard
de la pomme de terre, que, bien que ce végétal
contienne beaucoup de fécules amilacées, celles-
ci n'étant point mêlées avec le gluten comme
dans les céréales, elle est beaucoup moins nour-
rissante sous un petit volume ; c'est pour cela que
je recommande de préférence la fécule, parce
qu'alors le volume est diminué de tout ce qui ne
sert point à la nutrition. Je ne parle point du
pain, qui est l'aliment par excellence; j'observerai
seulement qu'il doit être bien cuit, bien levé, et
point trop frais. Le lait est encore un aliment pré-
cieux qui remplit toutes les conditions que nous
demandons. On observera cependant, qu'il est des
estomacs qui ne peuvent le digérer. Les personnes qui seraient dans ce cas, s'en priveront; dans
le cas contraire, on peut en user sous toutes les
formes(1). Le fromage frais est aussi convenable,

____

(1) Je n'ai pris pour toute nourriture, pendant quatre mois, que du lait caillé ou liquide, auquel on

même celui de chèvre, qu'on a proscrit je ne sais pourquoi. Il en est de même du lait mêlé avec les œufs et le sucre, comme dans ce mets qu'on nomme *flan*.

Parmi les diverses espèces de viandes, celles que l'on devra choisir sont les suivantes : la volaille, le mouton et le bœuf, surtout bouilli, le veau rôti. On observera que le mouton et le veau ne viennent pas d'un animal tué trop jeune, parce qu'alors ils sont laxatifs. Les gelées de viandes devront être préférées aux viandes mêmes ; mais elles seront seulement aromatisées avec la carote.

Parmi les poissons, on préférera la carpe, la tanche et le brochet, à la truite et à l'anguille. Ce dernier poisson est huileux et plus difficile à digérer que les précédents.

Les œufs frais modérément cuits dans leur coque, forment un aliment sain et léger ; mais il cesse d'être tel dès que l'albumine est concret, c'est-à-dire quand ils sont cuits durs.

Les légumes sont en général peu nourrissants

ajoutait, lorsque je le prenais caillé, un peu d'eau de fleurs d'orange et du sucre ; cette espèce de franchipane sans amande et sans canelle est aussi agréable que nutritive et bienfaisante.

et occasionent toujours un dégagement plus ou moins considérable de gaz. Cependant on peut user modérément des épinards, de la chicorée, du pourpier, des salsifis et des artichauds apprêtés très simplement et sans épice. On évitera l'oseille et tous les végétaux acides.

Les fruits bien mûrs, cuits ou crus, pris en petite quantité, sont sans inconvénient; mais il faut éviter ceux qui conservent de l'acidité dans leur plus haut degré de maturité. Le raisin n'étant jamais bien mûr avant la fin de la saison des eaux, on n'en usera pas.

Parmi les gelées de fruit on usera avec avantage de celles qui ne sont ni acides, comme la gelée de groseille; ni astringentes, comme celle de coing : ainsi les marmelades de pomme, d'abricot, etc., etc., pourront être prises sans inconvénient.

Quant aux boissons on évitera toutes celles qui sont excitantes; ainsi l'on boira peu de vin et il sera toujours étendu d'eau. On ne prendra point de café, de liqueurs, et surtout point de bière : cette dernière boisson réunit tous les inconvénients que nous avons signalés; elle est excitante, elle donne lieu à un grand dégagement de gaz, elle est diurétique. Les boissons les plus innocentes, comme l'orgeat, l'eau sucrée, doivent être prise avec réserve pour laisser reposer l'estomac pendant l'intervalle de l'usage des eaux.

Ici se présente une question :

Convient-il de boire de l'eau minérale en mangeant? Je ne le pense pas... Voici mes raisons... D'abord, l'eau transportée perd de ses propriétés ; ensuite l'estomac se lasse bien vite d'une boisson que l'on continue sans interruption, tandis qu'une autre boisson prise aux repas, fait une agréable diversion : aussi, ai-je observé que les personnes qui buvaient de l'eau minérale en mangeant, en étaient en général bien plus vite dégoûtées et ne pouvaient la supporter aussi long-temps que les personnes qui n'en buvaient que dans les intervalles des repas.

ART. II. Les buveurs éviteront soigneusement l'humidité et le serein, surtout ceux chez lesquels les eaux portent à la peau, et il en est peu qui ne transpirent plus ou moins. Ceux qui viennent à Charbonnières au printemps ou dans le mois de septembre, doivent être munis de vêtements de diverses saisons, parce que dans le vallon où est située la source, la température change promptement à la suite des pluies, même légères, qui y sont fréquentes.

ART. III. Le temps du sommeil doit être de sept à huit heures. On doit se coucher de bonne

heure, ou du moins rentrer dans les apparte-
ments pour éviter le serein. On se lévera matin;
mais il ne faut pas boire immédiatement en sortant du lit, parce qu'alors en général l'estomac
est mal disposé, et l'on sait que beaucoup de
personnes ne peuvent rien prendre au moment
du réveil; en second lieu, parce que l'on est en
moiteur et que la fraîcheur de l'eau pourrait ar-
rêter la transpiration qui n'est point provoquée
par la chaleur de l'atmosphère, comme aux autres heures de la journée.

ART. IV. Il est nécessaire, lorsqu'on prend
les eaux, de faire de l'exercice; mais il ne doit pas
être poussé jusqu'à la fatigue, et il doit toujours
être modéré.

Le jeu de barre, la course, et autres semblables, exigent un trop grand développement de
forces à la fois, et provoquent trop la transpiration. La promenade, le jeu de boules conviennent
mieux.

ART. V. J'emprunte cet article aux prolégomè-
nes du nouvel ouvrage du docteur Alibert, sur
les eaux minérales : « Quand vous arrivez aux eaux
« minérales, dit cet excellent observateur, faites
« comme si vous entriez dans le temple d'Escu-
« lape : laissez à la porte toutes les passions qui
« occupent votre esprit »; joignez à cela, la gaité

et la dissipation, qui sont de puissants auxiliaires dans toutes les maladies chroniques.

Art. vi. Convient-il de prendre quelqu'autre remède avant, pendant ou après l'usage des eaux minérales?

Avant de commencer l'usage des eaux, on n'a en général d'autres précautions à prendre que de garder un jour ou deux de repos, si l'on vient de loin.

Un préjugé assez généralement accrédité à Charbonnières (et l'opinion locale et la tradition servent de règle aux trois quarts des buveurs), un des préjugés locaux, dis-je, c'est qu'on ne doit employer aucun remède intérieur ou extérieur pendant que l'on prend les eaux, si ce n'est de se purger. Ce sont deux erreurs graves, car on peut et l'on doit souvent aider l'effet des eaux par d'autres remèdes, comme je le dirai; et parmi ceux-ci, il ne faut presque jamais employer les purgatifs : ils augmentent ou provoquent l'irritation des voies digestives, et c'est un des effets des eaux qu'il faut surtout s'attacher à diminuer; ou bien lorsque les eaux doivent passer par les urines ou par les sueurs, ils contrarient la tendance de la nature, en opérant une dérivation intempestive sur le tube intestinal.

Il arrive quelquefois, lorsqu'on s'est purgé, que

les eaux produisent des *superpurgations*, et qu'on est obligé de les cesser avant le temps prescrit, parce qu'elles fatiguent. Il est rare que cette médication soit sans inconvénients ; le moindre, est de nuire plus ou moins au résultat avantageux qu'on aurait retiré de l'usage des eaux (1). Il est cependant quelques exceptions, mais il faut qu'un médecin instruit en décide.

J'ai employé avec beaucoup d'avantage à l'intérieur, pour les personnes nerveuses et pour celles chez lesquelles une névrose de l'estomac avait d'abord été un obstacle à ce qu'elles prissent les eaux, le sirop de morphine, les pilules de Méglin, ou de légères doses d'extrait d'opium. J'indiquerai dans un autre article par quel mélange on peut dans ces cas atténuer l'effet excitant des eaux.

Dans les maladies de la peau, les pastilles soufrées prises en même temps que les eaux, avant

______

(1) M. Alibert dit en parlant des eaux de Bagnols : « Jadis on y ajoutait du sulfate de magnésie. M. Barbut, médecin inspecteur a détruit avec raison cette « habitude ; car d'après la manière d'agir des eaux du « centre à la circonférence, toute purgation est ici « contraire. » La même raison existe pour les eaux de Charbonnières qui agissent aussi très souvent de la même manière.

ou après la boisson, contribuent aussi au succès.

Un moyen auxiliaire puissant, c'est l'emploi des saignées générales ou locales. Les premières sont avantageuses, surtout lorsqu'il existe une maladie cutanée plus ou moins aiguë chez un sujet jeune et sanguin ; et les autres dans les suppressions de menstruation et les congestions locales.

Un autre agent thérapeutique non moins puissant que le précédent, et que l'on ne peut se procurer qu'avec peine à Charbonnières, ce sont des bains entiers avec l'eau simple, ou dans laquelle on aurait fait dissoudre des *hydro-sulfures :* on pourrait joindre ainsi les avantages que possèdent d'autres eaux minérales thermales, à ceux que procure la source locale.

On lit dans l'ouvrage de M. le professeur Alibert que, « depuis 1824, on a employé pour la « première fois comme bains, les eaux d'Anda-« bre, département de l'Aveyron, qui sont des « eaux froides et en grande partie gazeuses, et « ce premier essai a eu d'heureux résultats ; mais « il faut avoir recours à l'art pour les chauffer, « ce qui peut s'effectuer sans altérer en aucune « manière leur vertu. »

Pourquoi n'obtiendrait-on pas des résultats aussi heureux à Charbonnières ? On pourrait pour parvenir à ce but employer la méthode proposée par M. le docteur Boin pour les eaux de Bonnes : elle consiste à recueillir l'eau minérale dans une cuve couverte, et à faire traverser celle-ci par un serpentin qui serait échauffé par l'eau réduite en vapeurs. Celle-ci se porterait au dehors sans se mêler à l'eau minérale.

On pourrait encore prendre des bains dans l'eau de la fontaine échauffée au soleil. Il est vrai qu'alors l'eau minérale se décompose très promptement ; mais le dépôt qu'elle forme mêlé à l'eau que l'on agiterait en se mettant au bain pourrait avoir des effets salutaires.

Ce sont des expériences à faire ; et je me propose de les tenter à la prochaine saison des eaux.

On a vu que j'ai plusieurs fois conseillé des lotions ou des aspersions avec l'eau de la source dans les cas de maladies extérieures ; je m'en suis toujours bien trouvé lorsqu'elles ont été faites avec prudence, c'est-à-dire en observant de ne les faire que dans le cas où l'inflammation n'était point trop intense ; de mêler de l'eau minérale avec l'eau ordinaire dans le commencement, et de les suspendre dès qu'elles occasionaient une irritation trop grande, pour les reprendre plus tard. De cette manière elles détergent (qu'on me passe cette expression) les ulcères de mauvaise nature, les dartres rongeantes, etc. (Voyez l'observation de Catherine Cancade.) Employées ainsi, elles contribuent puissamment à faire disparaître les taches, les roussures de la peau, etc.

La fille N..., de Grand-Ris, est atteinte depuis plusieurs années de cette maladie de la peau que M. Alibert nomme *éphélide*. Elle avait des plaques sur diverses parties du corps, mais la figure surtout en était entièrement recouverte, ce qui lui donnait un aspect cadavéreux. Il y avait plus de quinze mois que ces plaques ne s'étaient point détachées; dès que la malade se fut lavée pendant quelques jours avec l'eau de la fontaine, elles commencèrent à tomber par écailles, et la peau reprit bientôt une couleur à peu près naturelle, sans avoir jamais été rouge pendant les lotions. Les écailles sont bien revenues depuis, mais dans une moindre étendue, et l'aspect de sa figure était beaucoup moins hideux. C'est la première année que cette malade a pris les eaux; j'espère que dans deux ans elle sera guérie.

Pour certaines dartres, j'ai obtenu de bons effets de l'usage alternatif des lotions avec l'eau minérale, et du cérat soufré.

Lorsque les eaux constipent, je fais prendre des lavements avec l'eau de mauve ou de son, seule ou mêlée avec un peu de savon, d'huile ou de lait.

Art. VII. Dans quel temps faut-il prendre les eaux?

Comme toutes les eaux minérales, et surtout celles qui sont froides, il faut les prendre dans la belle saison, ainsi depuis le milieu de mai, rarement avant, jusqu'à la fin de septembre, ou même d'octobre si le temps est beau. Je connais néanmoins une jeune dame qui les a prises dans le mois de novembre, et chez laquelle elles firent disparaître un ictère chronique; mais en général, on ne doit les prendre que dans le temps que je viens d'indiquer. Dans cet espace, qui comprend cinq mois, quel temps faut-il choisir? On ne peut pas l'indiquer d'une manière fixe, parce que cela dépend de la température et de l'état de l'atmosphère. Si le printemps est chaud et qu'il ne soit pas pluvieux, on peut les prendre dès qu'il a fait quelques jours de chaleur. Elles sont moins favorables lorsque le temps est pluvieux, et surtout après les grandes pluies. Il faut alors quatre ou cinq jours de beau temps pour qu'elles reprennent toutes leurs propriétés. Elles sont aussi moins avantageuses lorsqu'il fait froid, parce qu'alors l'état de l'atmosphère empêche l'action de la peau: les sueurs ne pouvant pas avoir lieu, les fluides sont refoulés à l'intérieur, et les organes gastriques sont plus fatigués. Il vaut donc mieux, toutes choses égales d'ailleurs, les prendre dans les temps chauds.

Cependant, on remarque que dans les grandes chaleurs les eaux de la source diminuent un peu; dans ce cas elle ne perd pas de son odeur, ni de sa saveur, qui est propre à l'hydrogène sulfuré; mais elle est moins styptique, parce que toutes les fois que le mouvement est moins rapide dans le courant des eaux minérales, il est quelques-unes des substances qui les minéralisent qui se précipitent par la seule impulsion de leur gravité. Or, ici le fer, qui rend l'eau styptique, étant celui des matériaux minéralisateurs qui est le plus pesant, il se précipite en partie; d'où il résulte que dans les maladies de la peau sur lesquelles l'hydrogène sulfuré exerce principalement son action, il suffira qu'il fasse chaud pour que les malades puissent prendre les eaux avantageusement; et que pour les autres malades, le moment le plus favorable sera celui où, après une pluie modérée, il aura fait chaud pendant trois ou quatre jours.

Je recommande du reste aux malades de ne jamais attendre le mois de septembre, qui est souvent froid, humide, surtout à Charbonnières; il faut au moins commencer à prendre les eaux à la fin d'août.

Art. VIII. A quelle dose doit-on prendre les eaux?

C'est ici qu'il est bien plus facile d'établir le précepte que de le faire suivre !

Le préjugé le plus enraciné et le plus funeste de tous ceux qui existent à Charbonnières, c'est que l'on doit boire le plus qu'on peut, et que plus les eaux fatiguent quand on les boit, plus elles auront d'heureux résultats par la suite. D'après cela, quelques malades boivent jusqu'à quatre-vingts verrées contenant chacune demi-setier, c'est-à-dire vingt litres dans douze à quatorze heures. Si l'on ajoute à cette masse énorme de liquide ce qu'ils boivent aux repas (et ils sont ordinairement d'autant plus altérés qu'ils boivent plus d'eau minérale) et le bouillon contenu dans la soupe, qui est la principale nourriture des buveurs, on comprendra difficilement que l'estomac puisse suffire à cette masse de liquide, surtout pendant un mois et souvent davantage. Un spirituel abbé (M. de Voisenon), disait à son médecin, qui lui conseillait de boire une pinte de tisane par jour : « Docteur ! vous voulez me faire boire « pot, et je tiens tout au plus chopine. » Qu'aurait-il dit si les commères des deux sexes, qui sont très nombreuses à Charbonnières, lui eussent recommandé de boire vingt litres ! Il est même plusieurs médecins qui partagent à cet égard l'erreur commune, sans être aussi exagérés dans leur prescription. Un médecin justement estimé avait conseillé à deux jeunes dames de Francheville près de Lyon les eaux de Charbonnières, elles lui demandèrent combien elles devaient en prendre; il leur répondit, me dirent-elles, *d'en boire tant qu'elles pourraient, que plus elles en boiraient, plus elles leur feraient du bien.* Elles firent à la lettre ce qui leur avait été prescrit, et après huit jours elles étaient très malades; elles voulaient continuer bon gré mal gré, mais sur mes instances réitérées elles sont retournées chez elles.

En lisant l'ouvrage de M. Alibert, on voit que partout les eaux de cette nature dont on use à l'intérieur, se prennent à la dose de deux, quatre, huit, dix verres, et le plus trois pintes. Quelle disproportion avec la quantité même la plus modérée de celle qu'on boit à Charbonnières! M. le professeur Alibert rapporte aussi plusieurs observations qui prouvent les suites funestes qu'ont eues les excès du genre de celui que je combats. Je citerai seulement les deux suivantes.

A Bagnères-Adour, un villageois voyant un maigre citadin boire de l'eau sans modération cherchait toujours à le surpasser, sous prétexte qu'il se jugeait plus robuste que lui. Semblable à la grenouille de la fable, il se gonfla tant qu'il tomba raide mort auprès de la source. Des défis et un amour-propre aussi déplacés et aussi puériles s'observent souvent à Charbonnières.

À Cransac, département de l'Aveyron, un paysan auvergnat refusait de donner la modique rétribution d'un franc vingt-cinq centimes exigée de chaque buveur par le propriétaire. Après avoir long-temps contesté, il se décide enfin à payer cette petite somme, et résolut de se dédommager de la perte de son argent, en faisant une ample consommation de l'eau minérale dont il pouvait désormais boire à discrétion. Il débuta par en avaler cinquante verres, et mourut le soir même.

Combien on pourrait citer d'exemples semblables à Charbonnières, où la mort, pour avoir été moins prompte, ne fut pas moins certainement le résultat d'une cause pareille.

Mme C..., de Latour, après avoir bu outre mesure, éprouvait depuis quatre ou cinq jours une superpurgation telle qu'elle allait à la selle jusqu'à six fois par heure. Dès le matin, les matières étaient sanguinolentes; mais le soir la malade ne rendait que du sang et elle avait des coliques très violentes. Dans cet état ce ne fut pas sans peine que je parvins à lui faire discontinuer l'usage des eaux, tant elle était persuadée qu'elles finiraient par lui faire beaucoup de bien, positivement parce qu'elles lui faisaient beaucoup de mal. Si elle eût été abandonnée à elle-même, elle eût été indubitablement victime de ce préjugé.

Dans les cas où les suites des excès de ce genre, ne sont pas aussi funestes, le moindre des inconvénients qui puissent en résulter, c'est que les eaux en fatiguant les organes digestifs, empêchent que ceux-ci ne puissent les supporter aussi long-temps qu'il eût été nécessaire pour la guérison des malades.

Aussi puis-je assurer que tous ceux qui ont dépassé certaines bornes, ont été obligés bientôt d'en cesser l'usage, ou se sont beaucoup moins bien trouvés que ceux qui les ont prises d'une manière plus rationelle. J'ai cependant été obligé de transiger souvent avec quelques malades pour les empêcher d'en prendre des quantités énormes, de leur permettre d'en boire encore plus que je n'eusse voulu.

Convenons toutefois qu'il est certains individus qui en ont pris non seulement sans inconvénients, mais encore avec avantage, des doses effrayantes ; mais un médecin dont le premier principe doit être de ne pas nuire, doit se garder aussi de les conseiller.

ART. IX. Il ne faut jamais boire deux verres

de suite, ni se servir de ceux qu'on désigne à Charbonnières sous le nom de *verres à anse*, qui tiennent un quart de litre. Il est certain que l'estomac supporte beaucoup plus difficilement telle quantité de liquide prise de suite, qu'une quantité plus grande prise à des intervalles plus ou moins éloignés. Les personnes à qui l'on prescrit de ne boire qu'un petit nombre de verres dans la journée, n'en prendront qu'un demi-verre à la fois.

Il faut boire immédiatement après avoir rempli son verre : quelques minutes suffisent pour faire perdre à l'eau une partie de ses qualités.

ART. X. Une chose passée en principes à Charbonnières, c'est qu'on peut boire impunément les eaux minérales lorsqu'on a bien chaud, et lors même que le corps est couvert de sueur. C'est une erreur dont il peut et dont j'ai vu résulter les suites les plus graves. Certainement, cette eau sera moins nuisible que toute autre à la même température, prise dans les mêmes circonstances; mais elle ne sera pas pour cela sans danger. Je conseille donc aux personnes qui viennent de loin, d'attendre qu'elles aient moins chaud avant de commencer à boire.

ART. XI. Il faut mettre un quart d'heure d'intervalle entre chaque verrées, et se promener pendant ce temps (1). Les personnes qui devront prendre un petit nombre de verres, feront bien de mettre entre chacun un plus long intervalle.

Art. XII. J'ai déjà dit qu'en général on commençait à prendre les eaux trop matin. Il suffit de commencer à six heures, parce qu'un certain degré de chaleur est nécessaire pour aider leur action; la fraîcheur refoulerait les fluides à l'intérieur et pourrait les concentrer sur les muqueuses digestives, et nous avons vu combien il est nécessaire de les ménager. Le vallon dans lequel la source est située est d'ailleurs très frais, et même au printemps et au mois de septembre il y fait froid le matin. On commencera donc à six heures jusqu'à huit heures et demie; à neuf heures et demie, on déjeûnera; à midi moins un quart, on recommencera à boire jusqu'à une heure et quart; à deux heures et quart on dînera, et l'on boira pour la troisième et dernière fois, de cinq heures moins un quart jusqu'à sept, pour souper à huit.

(1) Je ferai ici une observation tout-à-fait locale :

Les buveurs à Charbonnières ont la coutume de se promener pendant l'intervalle qu'ils mettent entre chaque verrée d'eau dans l'avenue qui conduit à la fontaine. La fraîcheur et l'humidité de ce lieu, surtout après les pluies, peuvent être nuisibles. Il est donc convenable de n'y point faire un trop long séjour.

On sent que cette division du temps n'est pas absolument de rigueur; mais ce qui est essentiel,
c'est de ne manger qu'une heure après qu'on
a cessé de boire l'eau minérale, et de ne recommencer que deux heures après avoir mangé. Au
printemps et au mois de septembre, on commencera plus tard, et l'on cessera un peu plus tard
le soir.

ART. XIII. Les personnes des communes environnantes qui viennent à Charbonnières pour
prendre les eaux, partent de chez elles de très
grand matin, restent deux, trois, ou au plus quatre heures, et repartent immédiatement après
avoir bu la dernière verrée, ou pour mieux dire
les deux dernières verrées; car elles en prennent
ordinairement une chopine à la fois, et souvent
sans laisser dix minutes d'intervalle entre chacune
d'elles. Cette manière de faire n'est point convenable, car outre les inconvénients mentionnés à
l'article IX, les eaux occasionent dans le premier
moment une lassitude plus ou moins grande, de
telle sorte que les personnes dont je parle, ont
souvent de la peine à se rendre chez elles, pour
peu qu'elles habitent loin des eaux. En second
lieu, celles-ci portent déjà à la peau, et lorsqu'ensuite on marche à l'ardeur du soleil, on excite une
transpiration excessive. J'ai bien dit qu'il fallait

aider l'action des eaux sur la peau par un certain degré de chaleur, mais il ne faut pas surexciter cet organe; car, bien que cette surexcitation soit moins dangereuse que celle des muqueuses digestives, elle ne serait cependant pas sans inconvénients , ne fût-ce que celui de contrarier les voies de la nature, en forçant la crise à se faire par un couloir qu'elle n'eût peut-être pas choisi, ou qu'elle n'eût certainement pas choisi exclusivement. D'ailleurs la grande chaleur porte aussi son action sur les organes digestifs, soit directement, soit sympathiquement.

Il convient bien aux personnes ci-dessus mentionnées de partir de chez elles le matin avant la chaleur; mais elles doivent marcher doucement, et ne repartir que le soir, lorsque le soleil commence à être sur son déclin.

Une partie des réflexions qui précèdent s'appliquent aux personnes qui viennent de Lyon. A la vérité, elles ont moins chaud quand elles arrivent; mais en repartant dans le milieu du jour immédiatement après s'être gorgées de l'eau minérale, dans des voitures beaucoup trop pleines , souvent non suspendues et roulant rapidement sur un sol inégal et caillouteux, elles s'exposent à des inconvénients plus graves encore que les buveurs qui font le voyage à pied. En effet, la gêne, la chaleur, la poussière et les secousses de la voiture provoquent des nausées, des renvois, un malaise général toujours contraire à l'efficacité du traitement. Un exercice modéré est alors le seul qui convienne.

Les malades de Lyon feront donc très bien de suivre le conseil que je donne plus haut, c'est-à-dire de venir le matin pour ne repartir que le soir, et de ne monter en voiture qu'une heure et demie après avoir cessé de boire. Ceux qui devraient boire peu, ou que leurs affaires forceraient à retourner à la ville plus tôt, devront au moins faire en sorte de laisser écouler une heure depuis le moment où elles auront bu le dernier verre jusqu'à celui où elles repartiront.

Art. XIV. On prend les eaux depuis vingt jusqu'à quatre-vingts jours de suite. On ne peut point à cet égard établir de règles fixes, c'est au médecin à en décider. J'observerai que quand on les a prises passé soixante-dix ou soixante-quinze jours, il est rare qu'elles ne causent pas quelques accidents qui avertissent qu'on doit les cesser ; et souvent cela arrive plus tôt. Il est néanmoins certaines maladies chroniques de la peau, qui exigent qu'on les prenne pendant trois ou quatre mois.

Art. XV. Quand au nombre d'années pendant lesquelles il faut prendre les eaux ; c'est encore la nature de la maladie, l'effet que les eaux auront produit, et l'avis du médecin, qui guideront le buveur. Il est très rare qu'il suffise de les prendre une saison ; le plus ordinairement il faut y venir, deux, trois, et quelquefois quatre années de suite. Je recommande fortement dans ces derniers cas de ne pas laisser une année sans y revenir, parce qu'alors on perd en grande partie l'avantage qu'on a pu en retirer la saison précédente.

Art. XVI. On peut dans certains cas atténuer l'effet des eaux, en les mêlant avec de l'eau ordinaire ou des boissons adoucissantes ; ainsi, dans les maladies de poitrine, ou du moins lorsqu'une affection des poumons complique la maladie pour laquelle on prend les eaux, si toutefois la position du malade n'en contre-indique pas l'emploi, on doit les faire couper avec de l'eau de gomme, des sirops de gomme, de guimauve, de mou de veau, et surtout avec du lait chaud; dans les irritations inflammatoires de l'estomac, avec du lait froid, du petit-lait, de l'eau de réglisse ; dans les excitations nerveuses, avec de l'orgeat, un peu d'eau de fleur d'oranger, de l'eau ordinaire, etc. Lorsqu'elles constipent, outre l'emploi des lavements, on prescrira de couper trois ou quatre fois par jour l'eau minérale avec l'eau de veau.

Si elles causent des ardeurs d'urine, ou une légère strangurie, on les mêlera avec une décoction de graine de lin.

On peut dans ces divers cas couper toujours l'eau minérale avec les substances que je viens d'indiquer, ou bien ne les mêler avec elle que par intervalle, selon le plus ou le moins d'urgence.

Art. XVII. Il arrive souvent que les eaux provoquent une éruption de petits boutons sur diverses parties de la peau. Ce signe est en général favorable; mais il ne faut pas croire, comme beaucoup de personnes le pensent, que ce soit une raison pour redoubler d'ardeur à boire, parce qu'alors il survient des fluxions érysipélateuses, qui, non seulement font beaucoup souffrir, mais qui nuisent encore à l'effet salutaire que doit produire l'eau minérale.

Il en est de même des maladies exanthémateuses de la peau, souvent elles augmentent dès que les malades commencent à boire, ou quelques jours après, sans que pour cela les eaux soient moins favorables par la suite. Dans ce cas, il faut diminuer la dose de l'eau minérale, ou même suspendre tout-à-fait son usage un jour ou deux, si l'éruption continue.

J'ai vu des personnes qui, croyant bien faire, buvaient alors beaucoup plus ; chez lesquelles l'inflammation de la partie malade augmentait tellement qu'elle donnait lieu à la fièvre, forçait le malade à garder le lit, et à cesser de boire pendant plusieurs jours. Il arrive souvent alors que l'inflammation se manifeste de nouveau dès que l'on recommence l'usage des eaux minérales, au point qu'il est des buveurs qui ont été obligés par cette cause d'en discontinuer entièrement l'emploi, ce qui n'arrive jamais lorsqu'on prend les précautions que j'indique toutes les fois que l'irritation augmente dans la partie malade.

Au reste, il n'est point du tout nécessaire, comme on le pense généralement, et comme le dit M. Marsonnat, que l'éruption augmente dans les maladies cutanées pour que la guérison soit complète. La plupart des malades guérissent radicalement sans éprouver cet effet.

ART. XVIII. Si l'augmentation de l'éruption et même l'inflammation de la partie malade dans les exanthêmes cutanés, ne sont pas des accidents graves, et ne font rien préjuger contre la guérison future, il n'en est pas de même des irritations gastriques et de l'augmentation anomale de la sensibilité de l'estomac : elles sont constamment nuisibles primitivement et consécutivement; cependant elles ne sont pas toujours portées au point de forcer le malade à abandonner entièrement les eaux; mais il faut au moins alors mettre tout en usage pour qu'elles ne deviennent pas plus intenses. J'ai déjà indiqué les liquides adoucissants avec lesquels on pouvait dans ce cas couper les eaux; mais il est encore nécessaire d'en prendre avec modération, de diminuer dès que les accidents augmentent, ou même de les supprimer pendant un, deux, trois jours, et quelquefois plus long-temps.

Art. xix. L'augmentation des évacuations alvines, étant un effet naturel des eaux, on ne s'en inquiétera point tant qu'elle sera modérée; mais dès que la diarrhée sera assez forte pour fatiguer le malade, pour diminuer les forces, et surtout si elle est accompagnée de coliques, il faudra user des précautions indiquées dans l'article précédent; de plus, on prendra des lavements émollients, dans lesquels on fera dissoudre un peu d'amidon, et s'il y avait des coliques on pourrait y ajouter quelques gouttes de laudanum. Dans ce cas les potions gommeuses opiacées seraient aussi avantageuses. Je n'ai pas besoin de dire que si l'irritation allait jusqu'à produire une gastrite ou une gastro-entérite aiguës, il faudrait de suite cesser les eaux, et employer le traitement convenable à ces maladies.

Art. xx. Dans les cas assez rares de strangurie, on usera de la décoction de graine de lin à l'intérieur et pour des bains de siége. On observera d'ailleurs les précautions indiquées à l'article XVIII.

ART. XXI. Il faut supprimer les eaux pendant le temps de la menstruation, du moins les deux premiers jours; cette règle s'étend même aux personnes qui viennent les prendre pour des aménorrhées. L'eau minérale étant très fraîche, elle est toujours nuisible alors dans les premiers moments, quelles que soient d'abord ses propriétés emménagogues.

Les personnes abondamment réglées ne boiront pas pendant tout le temps que dureront les règles; les autres pourront recommencer dès la fin du second jour, en observant de couper d'abord l'eau avec une légère infusion de mélisse, dont on diminuera peu à peu la quantité; dans le courant du troisième jour on prendra l'eau seule.

ART. XXII. Les malades qui ont pris les eaux pendant très long-temps ou qui en ont bu à trop haute dose ou à contre-temps et sans précaution, éprouvent souvent, après qu'elles sont de retour chez elles, plusieurs des accidents dont j'ai parlé dans ce mémoire, et spécialement une irritation gastrique.

Entre autres moyens propres à les dissiper, un des meilleurs est l'usage du lait de vache récemment tiré, pris le matin à jeun. On peut le prendre aussi dans le courant de la journée, soit seul, soit coupé, suivant le cas, avec diverses substances médicamenteuses.

ART. XXIII. Il est absolument nécessaire d'observer les règles suivantes pendant plusieurs semaines après qu'on aura pris les eaux :

1° Suivre le régime indiqué à l'article premier ;

2° Ne pas s'exposer à la fraîcheur ni à l'humidité ;

3° Éviter avec soin les suppressions de transpiration ;

4° Éviter également tous les travaux qui exigent beaucoup de mouvement, de fatigues, et surtout ceux qu'on est obligé de faire à la rigueur du soleil, comme la fenaison et les moissons ; enfin tout ce qui peut occasioner une grande transpiration ; c'est surtout dans les maladies de la peau, qu'il est plus nécessaire de s'en abstenir ;

5° On s'habillera chaudement pendant l'hiver qui suivra ; et dans les maladies extérieures, on préservera surtout la partie malade de l'action du froid.

Art. XXIV. Les eaux de Charbonnières transportées à des distances plus ou moins grandes, perdent-elles leurs propriétés médicales ?

Nous avons vu que ces eaux s'altèrent très promptement, souvent en quelques minutes ; leur décomposition est encore hâtée par l'agitation et par conséquent par le transport ; elle est surtout très prompte lorsqu'il fait chaud.

Deux bouteilles furent puisées à la source avant cinq heures du matin, et exactement bouchées en même temps. L'une fut laissée à l'ombre près de la fontaine, et l'autre transportée pendant une demi-heure. Débouchées au même moment, l'eau qu'elles contenaient présenta des différences marquées dans son odeur, dans son goût et dans les effets que produisirent les réactifs. La différence fut encore plus grande lorsque je fis les mêmes expériences sur une pinte d'eau à laquelle on fit faire également un trajet de demi-heure, exposée au soleil au milieu du jour. Malgré ces changements, les eaux conservent encore une partie de leurs propriétés jusqu'au moment où le dépôt commence à se former. (Voyez page 11.) Lorsque ce dépôt est complet, l'eau minérale ne diffère pas de l'eau croupie ordinaire ; mais elle reprend, en grande partie, les caractères physiques et chimiques qui lui sont

propres , lorsque le dépôt s'incorpore de nouveau au reste du liquide ; d'où je conclus qu'elle
doit avoir aussi alors quelques vertus médicales.
J'avoue néanmoins que je ne puis citer aucun
fait à l'appui de mon opinion.

On peut conclure de ce que je viens de dire,
1° que , même dans les circonstances les plus
favorables , les eaux conservées ou transportées
n'ont pas à beaucoup près les mêmes propriétés
que celles que l'on boit à la source ; 2° qu'elles
en ont d'autant moins qu'elles sont transportées
plus loin, que la chaleur de l'atmosphère est plus
grande , et qu'elles sont conservées plus long-
temps ; 3° que lorsque le dépôt est entièrement
formé, elles n'en ont plus aucune; 4° qu'elles les
reprennent en partie lorsque ce même dépôt a
disparu ; 5° que lorsque cet effet n'a pas lieu ,
ce qui arrive quelquefois , l'eau contenue dans
les vases dans lesquels le dépôt n'a pas disparu ,
n'a plus aucune vertu.

Je conseille donc aux personnes qui veulent
faire usage des eaux minérales de Charbonnières
chez elles , de les faire puiser et apporter pendant la nuit , ou le matin avant le lever du soleil , d'éviter autant qu'on le pourra d'agiter le
vase qui les contient, de les boucher exactement,
de ne les laisser débouchées que le moins de temps

possible; lorsqu'on la boit, de ne pas laisser séjourner l'eau dans le verre quand elle est versée;
enfin, de la tenir dans un endroit frais. Lorsqu'elle est décomposée, on attendra, avant d'en
boire de nouveau que le sédiment qui se forme
au fond du vase ne paraisse plus, que tout le liquide soit redevenu limpide, et reste ainsi, lors
même qu'on l'aura agité. Lorsque cet effet n'aura
pas lieu, on n'en fera point usage.

* **Fin.** *

Table.